国家卫生健康委员会"十四五"规划教材

全国中等卫生职业教育教材

供康复技术专业用

言语疗法

第2版

主　编　朱红华　王晓东

副主编　温优良　李立国

编　者（以姓氏笔画为序）

王晓东（深圳市第二人民医院　深圳大学第一附属医院）

牛慧敏（吕梁市卫生学校）

朱红华（珠海市卫生学校）

李立国（郑州卫生健康职业学院）

李婉莹（郑州树青医学中等专业学校）

张　雯（菏泽家政职业学院）

张国栋 [咸宁职业教育（集团）学校]

陈涌标（珠海市香洲区人民医院）

袁小敏（珠海市中西医结合医院）

徐云凤（桐乡市卫生学校）

徐筱潇（山东省青岛卫生学校）

黄治官（广州体育学院）

梁　萍（东莞职业技术学院）

温优良（赣南医学院康复学院）

颜海霞（广州市番禺中心医院）

人民卫生出版社

·北京·

图书在版编目（CIP）数据

言语疗法 / 朱红华,王晓东主编. — 2 版. —北京：人民卫生出版社,2022.12（2025.10 重印）.
ISBN 978-7-117-34208-7

Ⅰ. ①言… Ⅱ. ①朱… ②王… Ⅲ. ①言语障碍－治疗－医学院校－教材 Ⅳ. ①R767.92

中国版本图书馆 CIP 数据核字（2022）第 241658 号

人卫智网	www.ipmph.com	医学教育、学术、考试、健康，购书智慧智能综合服务平台
人卫官网	www.pmph.com	人卫官方资讯发布平台

言语疗法
Yanyu Liaofa
第 2 版

主　　编：朱红华　王晓东
出版发行：人民卫生出版社（中继线 010-59780011）
地　　址：北京市朝阳区潘家园南里 19 号
邮　　编：100021
E - mail：pmph @ pmph.com
购书热线：010-59787592　010-59787584　010-65264830
印　　刷：北京顶佳世纪印刷有限公司
经　　销：新华书店
开　　本：850×1168　1/16　印张：12
字　　数：255 千字
版　　次：2016 年 2 月第 1 版　　2022 年 12 月第 2 版
印　　次：2025 年 10 月第 7 次印刷
标准书号：ISBN 978-7-117-34208-7
定　　价：49.00 元
打击盗版举报电话：010-59787491　E-mail：WQ @ pmph.com
质量问题联系电话：010-59787234　E-mail：zhiliang @ pmph.com
数字融合服务电话：4001118166　E-mail：zengzhi @ pmph.com

修订说明

为服务卫生健康事业高质量发展,满足高素质技术技能人才的培养需求,人民卫生出版社在教育部、国家卫生健康委员会的领导和支持下,按照新修订的《中华人民共和国职业教育法》实施要求,紧紧围绕落实立德树人根本任务,依据最新版《职业教育专业目录》和《中等职业学校专业教学标准》,由全国卫生健康职业教育教学指导委员会指导,经过广泛的调研论证,启动了全国中等卫生职业教育护理、医学检验技术、医学影像技术、康复技术等专业第四轮规划教材修订工作。

第四轮修订坚持以习近平新时代中国特色社会主义思想为指导,全面落实党的二十大精神进教材和《习近平新时代中国特色社会主义思想进课程教材指南》《"党的领导"相关内容进大中小学课程教材指南》等要求,突出育人宗旨、就业导向,强调德技并修、知行合一,注重中高衔接、立体建设。坚持一体化设计,提升信息化水平,精选教材内容,反映课程思政实践成果,落实岗课赛证融通综合育人,体现新知识、新技术、新工艺和新方法。

第四轮教材按照《儿童青少年学习用品近视防控卫生要求》(GB 40070—2021)进行整体设计,纸张、印刷质量以及正文用字、行空等均达到要求,更有利于学生用眼卫生和健康学习。

前　言

　　言语治疗是康复医学科的常规诊疗项目之一。随着脑血管疾病等发病率不断上升，加之人口老龄化等因素，言语障碍患者不断增加，为了提高或恢复他们交流能力，帮助他们重返家庭和社会，开展言语治疗的教学具有重要意义。

　　本教材全面落实党的二十大精神进教材要求，教材编写根据卫生职业教育"以服务为宗旨，以就业为导向，以岗位需求为标准"的指导思想，按照中等职业学校康复技术专业特点和现状，注重满足学科需要、教学需要、社会需要，力求体现职业教育特色，更加贴近社会、贴近岗位、贴近学生。通过本课程的学习，学生能掌握言语治疗的知识，具备常见言语障碍的评定和治疗能力。

　　本教材的编者是来自全国职业院校的专业教师和临床一线康复医生、康复治疗师。全体编委辛勤耕耘、通力合作，参阅了国内外许多专家、学者的著作和学术成果，在此向他们致以真诚的谢意！由于时间仓促，编者学识水平有限，书中不妥之处在所难免，欢迎读者提出宝贵意见和建议，以便及时更正。

朱红华　王晓东

2023 年 9 月

目　录

第一章 | 总论

01 章 数字内容

第一节 基本概念

 导入案例

某同学从康复技术专业毕业后,在医院康复科从事康复工作。上班第一天报到时,康复科主任把他安排在言语治疗组,专门从事言语障碍的康复治疗。他开始思考和规划自己今后的职业生涯⋯⋯

请思考:

该同学今后应从哪些方面加强言语治疗知识的学习?

一、言语与语言

言语和语言是言语治疗学习中需要澄清的两个概念。在日常交往中,人们常将这两个词混用,但从语言病理学的角度看,两者具有不同的含义。

言语(speech)即说话,是声音语言(口语)形成的机械过程,亦即神经、肌肉组织参与的构音器官的机械运动。言语障碍是指言语发音困难、嗓音产生困难、气流中断或言语韵律出现困难。代表性言语障碍为构音障碍,包括因脑卒中、脑外伤、脑瘫、帕金森病等所致的运动性构音障碍,和因构音器官形态结构异常所致的器质性构音障碍(如腭裂)。单纯的言语障碍只涉及口语,其他方面是正常的。

语言(language)是人类社会中约定俗成的进行思想交流的符号系统。语言包括口头、文字及姿势符号(如手势、面部表情、手语、旗语等),也包括对符号的运用(表达)和接受(理解)的能力、对文字符号的运用(书写)和接受(阅读)。语言障碍是指口语、非口语交流过程中符号的运用和接受出现障碍。代表性语言障碍为脑卒中、脑外伤所致的失语症和大脑功能发育不全所致的语言发育迟缓。语言障碍常涉及多种语言模式,影响语言在大脑的加工和产生,因此对人们的日常生活和工作影响很大。

言语和语言的区分主要是为了言语治疗师能够正确理解言语和语言障碍,并准确地制订康复治疗计划。为简化用词,本教材中用"言语"代表"语言"和"言语"。

二、言语障碍

言语障碍是指个体言语的产生、理解及应用等方面出现困难的情况,是一种表现较为稳定的、在一定时期内持续存在的言语功能异常,包括失语症、构音障碍、儿童语言发育迟缓、发声障碍、共鸣障碍、语畅障碍、听力障碍等。

言语与一个人的语言能力及其性格、生活环境、文化背景和教育程度等都有着非常密切的联系,因此在判定一个人是否为言语障碍时,需要综合考虑其文化背景、母语结构及生理年龄等因素。日常言语交流中出现的各种错误不能简单视为言语障碍,如儿童出现构音、用词、语法等错误不能算是言语障碍;同样,语言学习过程中出现的言语错误属于语言学习问题。

三、言语治疗

言语治疗是康复医学重要组成部分,是对各种言语障碍进行评定、治疗和研究的学科。随着康复医学在世界各国的迅速发展,言语治疗也日益受到医疗机构的重视,并因医学、心理学、教育学的发展而得到不断发展与进步,形成了许多新的评定、治疗理论与技术。言语治疗已成为康复医学科的重要治疗内容之一,并与耳鼻咽喉科、神经内科、神经外科、儿科等临床学科密切联系,成为维护人类健康的重要医学学科领域之一。

在我国,随着人类疾病谱的改变和医疗卫生水平的改善,脑血管疾病和颅脑外伤等疾病发病率不断上升,病死率下降,致残率上升,加之人口老龄化等因素,言语障碍的患者不断增加,需要大量从事言语治疗的专业人员。因此,为了提高或恢复言语障碍患者交流能力,实现重返家庭和社会的康复目标,在康复专业人才的培养过程中开展言语治疗的教学尤显重要。

第二节 言语基础

一、言语发育过程

正常婴儿出生后 3～4 个月发出"哦、哦""啊、啊"所谓咿呀学语声,有时能发出笑声,这是言语的萌芽,还不能说是真正的言语;6 个月左右可发出"爸""妈"唇音,但还不能理解"爸""妈"的含义;9 个月左右已对言语发生兴趣,模仿成人发音,唇、舌运动及发出的声音逐渐协调起来,开始懂得"再见"的含义。

真正对词的理解始于 1 岁左右,1～1.5 岁是言语迅速发育时期,能说出物品的名称,理解简单的词的含义,分辨成人说话的语调,分得出严厉和温柔。

对于言语发育,2 岁是关键时期。2 岁时能发所有单元音,能经常使用以"d""t""m""n""h"辅音为首的语音,3 岁时可使用以"b""p""g""k""x""j""q""f"辅音为首的语音。掌握的词汇开始迅速增加,不仅能重复大人所讲的话,而且完全理解话的意义,并会用简单的句子表达自己的思想,初步具备了使用言语的能力。如果儿童满 3 岁时没有一定的口语表达能力,应及时寻找言语发育障碍的因素。儿童言语发育进程见表 1-1。

表 1-1　儿童言语发育过程

年龄	发育状况
2 个月	可发出几个单元音(如"a""i""o"等),能与成人交流发音
4 个月	会出声笑;能咿呀作语;主动对人和玩具发出咕噜声
6 个月	喜欢对熟悉的人发音;开始出现唇辅音(如"da""ba"等)或双元音;会模仿砸舌音,叫其名字开始有反应
8 个月	能发出重复音节"mama""baba""dada"等
10 个月	能咿呀学语,对成人的要求有反应;会招手表示"再见",或拍手表示欢迎
12 个月	能听懂几样物品的名称;有意识地叫"爸爸""妈妈";会学动物的叫声(如"汪汪"等)
15 个月	能说出大约 6 个词;会指认自己或亲人的鼻子、眼睛等身体部位;开始出现难懂的话(隐语)
18 个月	能说出 10～20 个词;用言语辅以手势、表情表达需要

年龄	发育状况
31 个月	能说出 20～30 个词,会说"不要""我的";能正确地说出几个书中图画的名称,能把 2～3 个字组合起来
2 岁	能说 3～4 个字组成的简单句,会用代词"我""你"
2 岁半	会说 6～8 个字的复合句,不再说出难懂的话,能说短的歌谣
3 岁	会说姓名、性别,知道 2～3 种颜色的名称,能回答成人的简单问题
4 岁	能说出较多的形容词和副词,喜欢向成人提问
5 岁	会用一切词类,知道生日
6 岁	说话流利,句法正确

二、言语产生机制

（一）言语的产生

从语言中枢发出指令到正常言语的产生是由三个系统的共同作用实现的(图 1-1)。

1. 动力系统(呼吸系统) 肺和胸、腹部的肌肉以及非肌肉组织组成呼吸系统。在发声时,先吸入空气,然后将声带内收和拉紧,并根据发出声音的需要,呼出气息,形成发声的动力。声音的强度取决于振动时声带的长度、张力、质量和位置。发声是一个高度复杂的过程,至少有 40 块肌肉参与。

2. 振动系统(发声系统) 由声带、喉的软骨和肌肉组成,共同参与构音运动。发声系统中的声带振动产生声能,使发声状态和无声状态的交替变换成为可能。发声时,喉内肌、喉外肌和呼吸肌需要协调活动。

（1）喉:位于食管和气管的分界处,通过舌骨上肌群、舌骨下肌群、咽肌的运动,参与构音器官的运动和吞咽运动。

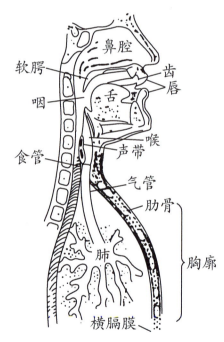

图 1-1　语言活动的三个亚系统

（2）声带:发声时声带内收,呈正中位,并保持适当的紧张和厚度,通过呼气产生震动。声门的开闭与震动周期一致,使呼气流呈断续状态,通过断续的气流形成声源。声音的高低由频率决定。

（3）喉肌:分喉内肌和喉外肌。喉内肌的作用是使声带处于紧张、关闭或开启状态;喉外肌运动引起舌骨向前上、后上和向下运动,以及下拉喉、上拉喉和收缩咽壁运动。

3. 共鸣系统（发音系统） 由可动结构（包括下颌骨、舌、唇和软腭）与不动结构（包括上牙列、硬腭和咽后壁）共同组成一组可变的共振腔,共同参与构音运动。说话时,这些调音器官彼此协同运动,产生各种言语声。

（1）下颌骨:通过下颌关节产生张口、闭口动作的构音运动。其主动肌为咀嚼肌和舌骨肌。

（2）舌:通过舌外肌和舌内肌产生舌体上下、前后移动和舌尖的上举、下降等构音运动。

（3）唇:通过颜面肌产生双唇的开闭和突唇的构音运动。

（4）软腭:位于上颚的后 1/3,通过腭帆提肌、腭舌肌和腭咽肌、腭帆张肌产生向上、向下和紧张性运动。

（二）声音的传导

声音传导要经外耳、中耳、内耳传导以及脑的听觉中枢传导通路四个过程（图 1-2）。

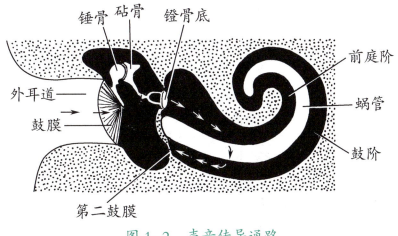

图 1-2 声音传导通路

1. 外耳 外耳由耳郭和外耳道组成,外耳道的中段为鼓膜所封闭。耳郭和外耳道的功能是收集声波并将其传至中耳。

2. 中耳 中耳位于鼓膜后面,为含气的不规则小腔隙,主要位于颞骨岩部内,包括鼓室、鼓膜、乳突窦和乳突小房。进入耳道的空气声波撞击鼓膜使其运动,通过锤骨、砧骨、镫骨三块听小骨把这种运动传至内耳。

3. 内耳 内耳位于头颅颞骨内,主要由耳蜗和前庭组成。耳蜗是听觉感受器,将中耳传来的声音震动转换成生物电,通过听神经将信息传送到脑内的听觉中枢。

4. 听觉中枢 听觉中枢位于颞上回中部及颞横回。听神经传递的信息被耳蜗神经核的神经元接收并转换,由外侧丘系传递到脑干的下丘脑核团,经丘脑的内侧膝状体换元后投射到大脑皮质听区。大脑皮质听区包括一个按音调组织排列的初级区和几个周围区,这些区域均接受一个或多个内侧膝状体分区的输入。

（三）言语的处理过程

言语的处理过程是相当复杂的,是由大脑皮质完成的一系列言语器官或组织的协调运动过程,包括语言的理解、内容的整合、信息的传递以及发声构音器官的协调运动等。言语处理功能与大脑的发育有关,随着年龄的变化而变化。各种先天性和后天性因素均会影响言语处理过程,如先天性大脑发育不全、脑梗死或脑外伤、言语发育完成之前发生听力障碍等。

三、言语功能的中枢神经定位

1865年布罗卡(Broca)发表了著名的论文《我们用大脑左半球说话》,首次科学地论证了语言与脑解剖的关系;1874年韦尼克(Wernicke)发现了感觉性失语,这种失语症与左侧大脑皮质颞上回后部受损有关。布罗卡和韦尼克的发现具有划时代的意义,由此产生了言语定位学派,认为每一种语言行为模式都可以被定位于特定的脑区,不同大脑部位的病变是产生不同言语障碍的基础(图1-3)。

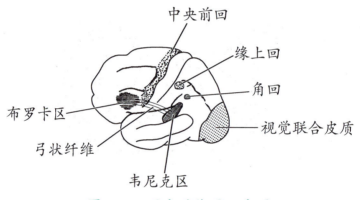

图1-3 语言功能区示意图

现在已经探明了大脑皮质中一些与言语有关的区域(图1-4和表1-2)。

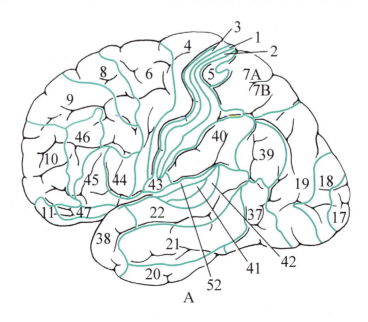

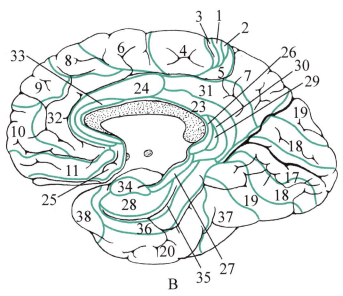

图 1-4 布罗德曼(Brodmann)脑功能分区示意图

A. 外侧面;B. 内侧面。

表 1-2 与言语有关的大脑区域

大脑区域	定位	功能
初级运动皮质	中央前回布罗德曼 4 和 6 区	将从布罗卡区传来的信息转变成运动,产生言语
韦尼克区	颞上回后部	听联合皮质,分析初级听觉皮质的输入信号,将这些信号与储存在记忆库中的信息进行匹配,并翻译其意义。该区对复述和理解都很重要
布罗卡区	左侧第三额回下部	将来自韦尼克区的信息处理成相应的言语运动程序,然后传到头面部,启动唇、舌、喉肌的运动而形成言语
弓状纤维	一束将韦尼克区和布罗卡区相连的白色纤维	将信息从韦尼克区传向布罗卡区
初级听觉皮质	颞上横回后部布罗德曼 41 和 42 区	接收和分析听觉信息
外侧裂周区	环绕外侧裂周围的区域	包括布罗卡区、弓状纤维和韦尼克区
交界区或分水岭区	大脑前动脉与大脑中动脉分布交界区,或者大脑中动脉与大脑后动脉分布交界区	此区受损可以引起经皮质性失语,特点是复述不受损,因为韦尼克区仍然与布罗卡区保持联系
视觉联合皮质	位于初级视觉皮质前,枕叶和顶叶的布罗德曼 18 和 19 区	对初级视觉信号进行分析

大脑区域	定位	功能
角回和缘上回	构成顶叶的前下部,位于听觉、躯体感觉和视觉联合皮质的交界区	使三个区域的联合皮质相互联系。当给予视觉信号时,角回和缘上回能够扫描韦尼克区,且能够激发与视觉资料相匹配的听觉信息;同样,当给患者提供听觉信息时,角回和缘上回也可以扫描视觉联合皮质
胼胝体	连接两个半球的纤维	联系每一半球的相同区域

四、言语交流过程的神经机制

（一）言语产生的神经机制

言语产生的关键过程主要由优势半球额下回后部来完成。额下回后部相当于布罗德曼 44、45 区,称为布罗卡（Broca）区。布罗卡区储存了发音必需的有关肌肉运动程序或顺序的记忆,包括控制舌头、口唇、下颌以及声带等发音器官的肌肉运动程序。这种运动程序必须有序、协调地传向初级运动皮质的口面部对应区,从而发放下行冲动,通过外周神经支配发音器官的协调运动,完成言语产生过程。布罗卡区的损害会破坏这种快速、有序、协调的发音运动,出现发音困难、发音错误（即语音性错语,如把"电灯"说成"电当"）等言语障碍。若脑损害仅导致患者出现口语障碍,而听理解、读写、智力等正常,则称为纯词哑或言语失用,即无法产生快速、有序、协调的发音运动导致的单纯性言语障碍。

布罗卡区的损害还表现为语法功能受损或缺失。①表达方面的语法功能异常:患者能够说出的词汇大都是有意义的实词,如名词、动词、形容词（如茶杯、上学、高兴）,却很难说出具有语法功能的介词、代词、冠词等虚词（如在、这、一些、比、大约）。例如,当问及"请介绍一下你的家庭成员",该类患者的回答可能是:"（我的）女儿…… （在）美国…… （读）博士…… （目前）很好。（我的）丈夫…… （是搞）科研（工作的）…… （在一个）研究所"。其中括号内的词都是应该说但被患者忽略的。这种特征性异常言语表达现象被称为电报式言语。另外,在表达时会出现句法结构上的错误,如让患者描述一个男孩头被树枝碰伤的图片,患者可能会说成:"男孩……碰伤……树枝"。②理解方面的语法功能异常:即利用语法信息来理解句子的能力受损。患者对简单的句法结构如主谓宾结构理解较好,而对于含有功能词、被动语态、两者进行比较或动作发出者和承受者可以调换的句子难以理解。如患者听到"一只狗被一只猫追"后,呈现给患者两张图片,一张是"一只狗追一只猫",另一张是"一只猫追一只狗",患者往往无法正确指出与听到句子对应的图片。

（二）言语理解的神经机制

言语理解主要依赖于优势半球颞上回后部。颞上回后部相当于布罗德曼 39、40 区以及部分邻近的 22 区,称为韦尼克(Wernicke)区。韦尼克区储存言语的声音序列记忆,负责词汇语音的识别。韦尼克区损伤或该区的传入通路(初级听觉皮质的听觉信息向韦尼克区传入的通路)的破坏,会导致对听觉词汇的识别障碍,不能正确识别言语的内容和意义。患者言语流利、不费力、语调正常、有功能词的使用,语法结构基本正常,但言语理解非常差;其流利的言语也是不正常的,因为说的几乎都是无意义的话,多由错语或新语(即自己造的词,如把"报纸"说成"杯七","铅笔"说成"磨小")组成;严重时,患者说的话就像杂乱语或语音的拼凑。例如,被问及"你叫什么名字",患者会回答:"今天复几没四呀哦……"。患者的另一个特殊表现是,常常意识不到自己的言语是杂乱、无意义的,也意识不到自己听不明白别人的话。

如果损伤较局限,患者无法识别语音(故无法理解、复述、听写)的同时不伴有其他听觉障碍或语言障碍,称为纯词聋。该类患者听力正常,而且可以识别非言语的声音,如动物叫声、汽车鸣笛、雷雨声等,但对于人类的言语声则无法识别,仿佛听到的是没有意义的声音。尽管言语识别困难,纯词聋患者自发的表达是正常的,而且可以理解非言语的语言信息,如可阅读唇语、手势,了解语调包含的情绪,读写能力(除听写)保留等。纯词聋患者经常要求通过文字进行交流,表明其语义系统本身没有问题,只是对言语语音的编码、翻译出现问题。

优势半球颞、顶叶分水岭区受损,患者会出现经皮质感觉性失语。该类患者由于语音表征和语义区的连接破坏,听不懂别人的话,但由于韦尼克区保留,语音识别是正常的,而且与前部布罗卡区的连接(通过弓状束)没有受损,故可以复述别人的话,但对复述的内容同样无法理解(语音 – 语义连接中断)。患者言语流畅,但也是没有意义的,类似韦尼克失语。患者会不自主地重复别人说的话,即有"学语"或模仿言语现象。例如,当问及"你今年多大年龄了?",患者会不自主地说:"你今年多大年龄了?"。有时还有言语的补完现象,如听到"白日依山尽",患者可能会不自主地接着说:"黄河入海流";听到说"1、2、3、4",患者会说"5、6、7、8……"。这说明语音识别到语音输出通路是保留的,但语音表征无法通达语义。因此,经皮质感觉性失语可以看成没有复述障碍的韦尼克失语,而韦尼克失语可以看成是纯词聋和经皮质感觉性失语的组合(即词汇语音识别受损、语音向语义通达受损)。

（三）言语复述的神经机制

复述即重复别人的话。正确地复述要求几个脑区的功能均正常:一是言语词汇识别的脑区,如韦尼克区(要听明白复述的内容);二是言语产生的脑区,如布罗卡区(要能说出来);三是这两个脑区之间的连接"桥梁",如弓状束。布罗卡失语和韦尼克失语分别损伤了言语产生和言语识别的脑区,故复述功能受损。言语产生和识别脑区之间的连接即弓状束损伤,同样可以导致复述障碍,即不能把韦尼克区听到的信息传向前方布罗卡区直接说出来,出现传导性失语。该类患者言语较正确流利,也有比较好的理解能力,但复述功能显著受损。复述多个词比单个词差,复述假词(如"就撒")比真词差。有时患者复述词语时会出现语义错语,即用语义相近或相关的词代替,如把"茶杯"复述为"喝水"。

经皮质运动性失语、经皮质感觉性失语及经皮质混合性失语均为分水岭区损伤,复述必需的布罗卡区、韦尼克区、弓状束均未受损,故复述功能正常,这被称为分水岭区失语。布罗卡失语、韦尼克失语和传导性失语是外侧裂周围区的损伤所致,三者也被称为外侧裂周失语,均有复述障碍。

(四)词汇提取的神经机制

各种失语症均有不同程度的命名困难,这与词的提取障碍有关,即找词困难。有一种类型的失语以命名障碍为主,患者言语表达流利,合乎语法,内容有意义,理解正常,也没有复述障碍,但因找不到合适的词进行表达而常有停顿和迂回现象,如让患者命名"橘子",患者想不出名字,会迂回地说:"这个我知道,就是……可以吃的,酸甜的。"找词困难除表现在命名物体之外,言语表达、书写等交流时均会出现。患者这种对词的遗忘在某些提示帮助下可以回想起来。

遗忘性失语与不同语言区损伤有关,尤其与左颞叶关系最为密切,多发生在左后颞叶基底部或左颞中回损伤,估计与损伤阻断感觉性语言区和负责学习记忆的海马区的连接有关。不同脑区的损伤对词遗忘的属性可能不同,如额叶布罗卡区周围损伤可引起动词的提取困难,左颞叶损伤与名词的提取障碍关系密切,还有些脑区损伤可导致特异性的颜色命名困难(可完成颜色、物体的匹配,但无法说出是什么颜色)。

(五)语言的其他神经机制

当脑损伤同时累及布罗卡区周围、基底节、左岛叶、左颞上回和下顶叶(弓状束走行区),以及韦尼克区和后部语言区,则会出现完全性失语。患者言语表达不流畅,仅限于说出极少的词,而且会不恰当地重复,称为刻板语言。例如,询问"请告诉我你的名字",患者可能回答"爸爸",再问"你多大年龄了",患者仍回答"爸爸"。完全性失语患者可能会保留如"1、2、3、4……""春、夏、秋、冬"等自动性、序列性的言语。患者的听理解也严重受损,仅限于理解很少的、最常见的词,并且常无法复述。

除大脑皮质语言区损伤导致的失语外,单纯的皮质下结构如基底节区、内囊、丘脑等损伤也会导致失语症,统称为皮质下失语症。

第三节　言语障碍的康复治疗

一、言语治疗的原则

(一)遵循言语发育规律

言语障碍的康复治疗要遵循言语形成规律,重建言语。人的言语形成首先是人在语言声音的环境中,加之视力和其他感觉对周围事物包括实物、图片、文字等的认知,形成听觉,对语言产生概念。这种概念在脑中经过联想、思维形成语言符号,并由言语来表达思维和意愿。言语首先是发音,主要是音素和音节的表现;其次是词,包括声音语言和词内容的表达和理解;最后是语法结构,由简单的语句逐渐形成复杂的语句。在声音语言的形成中,也伴随了肢体语言、文字语言及图片认知的发展,它们与声音语言之间存在着相互支撑和影响的作用。

(二)治疗由易到难

言语的康复治疗应由易到难、循序渐进。患者要先会听、才会说,从简单的发音经历幼儿语到成人语,肢体语言、文字语言及图片认知都是康复过程中不可缺少的伴行能力。功能损害到哪里,就从哪里开始训练。要逐步进行,反复训练,才可取得成功。

二、言语治疗的途径

言语障碍患者的治疗途径包括训练和指导、手法介入、辅助具、代偿方式等。

(一)训练与指导

训练与指导是言语治疗的核心。训练包括听觉的应用、言语理解和口语表达的促进、构音功能的恢复或改善、语音清晰度的提高等;指导包括对患者本人及其家属的指导。对重症患者家属及患儿家长的训练和指导尤为重要。

(二)手法介入

手法介入适用于运动性构音障碍、重度神经性吞咽障碍患者,可以利用中医手法(如针灸、按摩)和协助患者言语运动等方法,帮助改善与言语有关的运动功能。

(三)使用辅助具

使用辅助具的目的是补偿功能受限,如重度运动性构音障碍患者腭咽肌闭合不全时,戴腭托可以改善鼻音化构音。

(四)代偿方式

当重度言语障碍患者难以正常交流时,可使用手势、交流板、言语交流器等替代方式交流。

三、言语治疗的要求

言语治疗是一项难度大、疗程长的医疗工作,为了达到最佳治疗效果,言语治疗师应设法从以下几个方面创造治疗条件:

(一)治疗场所要求

1. 治疗场所选择 根据患者病情选择合适的治疗场所,脑血管病急性期、脑外伤或重症脑瘫患者,可依病情在床边进行训练;如患者可以借助轮椅活动,可在治疗室中进行治疗。

2. 治疗室要求

（1）面积要求：成人治疗室一般在 $10m^2$ 左右，能放置语言训练机、一张床、教材柜，轮椅可进出；儿童治疗室要尽可能宽敞，因为课桌上难以进行的课题需在地板上进行。

（2）隔音要求：为了避免外界声音的干扰，言语治疗室应该具有较好的隔音效果。

（3）视觉要求：为了提高言语治疗时患者的注意力，治疗室应尽量避免过多的视觉刺激，应简洁、安静、有序，墙壁上不要有多彩的图画，语言训练机放置于明亮处。

（二）治疗形式要求

原则上，言语治疗采用一对一治疗，有时需要进行集体治疗。

1. 一对一治疗　一对一治疗是指根据患者的病程、言语障碍的侧重面、残存言语功能等制订出个人治疗计划和训练方案。

2. 集体治疗　集体治疗是指将各种类型及不同程度的言语障碍患者集中在一起，以小组形式进行言语治疗。集体治疗提供了交流的场所，能够改善社会适应性和人际关系，减少心里不安，稳定情绪，提高交流欲望和治愈的信心，从而使患者积极主动参与和配合治疗。

（三）治疗次数和时间要求

治疗次数可以根据患者和治疗师的人数而定，住院患者治疗一般每日一次，每次 30～60min，幼儿可以每次 20min；门诊患者间隔时间可以长一些。治疗和检查尽量安排在上午，这时患者精神较饱满，注意力较为集中。

四、言语治疗的注意事项

言语治疗是一项严谨的工作，在实施时应注意以下几个方面：

（一）及早开展治疗

成人言语障碍容易早期发现，发病后应尽早开始言语训练。急性期可以在床上训练，开始时间以原发病稳定即可进行；婴幼儿言语障碍的早期发现很重要，只有早期发现，才能早期治疗。

（二）建立信赖关系

治疗师要以认真、耐心、细致的态度帮助患者，接纳、包容、理解、尊重患者，与患者建立信赖关系，这是治疗取得成功的第一步。

（三）确保交流手段

语言是交流的工具，对于重度言语障碍患者，首先要考虑用手势、笔谈、交流板等交流手段，尽快建立有效的交流，这对于患者特别是对失语症患者来说有很大的实际意义。

（四）引导主动训练

言语治疗的效果与训练的时间成正比，因此治疗师应充分调动患者及其家属的主动性。为了让家属观察到患者治疗的全过程,加深对患者的理解和掌握言语训练方法,避免家属在场参与训练影响患者的情绪,建议治疗室设置安装单向玻璃的观察窗口,让家属能观察到训练的整个过程,而患者看不到家属。

(五)关注患者状态

言语治疗时患者常有注意力不集中、观察力降低、心情抑郁或焦虑等情况,治疗师要根据具体情况及时调整患者的状态,使其在治疗期间保持良好的交流和学习态度。

(六)尊重患者人格

言语治疗时,不管患者的言语及认知等情况如何,治疗师应始终尊重患者人格,确保其心理状态和训练欲望不受影响;同时要尊重患者的意见;对于涉及个人隐私的内容,应注意保密。

(七)增强患者信心

注意正面引导和鼓励患者,避免否定患者言行。当患者强调自身的错误时,应在淡化其失败感的同时,引导患者向克服障碍的方向努力;当患者取得细微进步时,应及时给予鼓励,增强其治疗的信心。

(八)预防意外发生

治疗前了解病史,熟悉患者的原发病及并发症,预测可能发生的意外;在治疗中发现异常情况,如有心肺疾病的患者出现心慌心悸、呼吸困难等,要迅速与医生联系,及时处理。要特别注意患者有无疲劳表情和其他特殊体征,绝不应勉强训练。

(九)做好卫生管理

因为治疗师经常近距离接触患者身体,要注意预防各种传染病。手指皮肤有破损时更应特别注意。训练前后要洗手。进行吞咽障碍训练要戴一次性手套。训练物品要定期消毒,直接接触患者口腔或皮肤的物品尽量使用一次性的。

(十)开展心理治疗

心理障碍是言语障碍患者多见的功能障碍。言语治疗师应在开展言语训练的同时,根据患者心理状态情况开展心理康复,以期实现患者的全面康复。

本章小结

> 言语障碍是指个体言语的产生、理解及应用等方面出现困难的情况,是一种表现较为稳定的、在一定时期内持续存在的言语功能异常,包括失语症、构音障碍、儿童语言发育迟缓、发声障碍、共鸣障碍、语畅障碍、听力障碍等。言语治疗是康复医学重要组成部分,是对各种言语障碍及交流障碍进行评定、治疗和研究的学科。言语障碍的康复治疗应遵循言语治疗的原则、途径、要求和注意事项。

(朱红华　袁小敏)

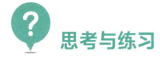

思考与练习

一、名词解释

1. 言语

2. 语言

3. 言语治疗

二、填空题

1. 言语治疗的途径有_____、_____、_____、_____。

2. 言语治疗室的视觉要求有_____、_____、_____、_____、_____。

三、简答题

1. 简述言语治疗的原则。

2. 在对患者实施言语治疗的过程中应该注意哪些事项？

第二章 | 失语症

02章 数字内容

学习目标

1. 具有关心患者、主动为患者言语功能障碍康复服务的职业意识及理念。
2. 掌握失语症的概念和分类;失语症的言语症状、类型的鉴别诊断;许尔失语症刺激疗法。
3. 熟悉汉语标准失语症检查;各种失语症的病灶以及临床表现;促进实用交流能力训练、阅读理解训练、书写障碍训练等康复治疗技术。
4. 了解失语症的病因及失语症常用评定量表等。
5. 学会失语症的评定及康复治疗。

导入案例

患者,男性,35 岁。右利手,脑出血 3 个月,语言不利,MRI 示左额叶损伤。家属反映患者在日常生活中听不懂别人说话,也表达不出自己的想法,无法像以前一样阅读书刊和报纸,无法写字。其他:言语清晰度尚可,纯音测听 25dB。

请思考:

1. 根据该患者的症状,可能是哪种言语障碍?
2. 如何对该患者进行评定及制订训练计划?
3. 如何对该患者进行言语训练?

第一节 概　　述

一、失语症的概念

不同学者给予失语症不同的定义,但主体大致相同。临床上常用的是本森(Benson)对失语症的定义:失语症(aphasia)是指由于大脑功能受损引起的已习得的言语功能的丧失或受损。因此,失语症是一种后天获得性的言语障碍,是大脑受损后导致的患者已经习得的口语、书面语的理解和表达的功能丧失和下降。其主要受损环节是在言语的信号处理过程中发生了障碍。而因感觉缺失、肌肉病变、广泛的精神错乱或衰退、言语发育迟缓等引起的言语障碍不是失语症。

二、失语症的常见病因

失语症常见的病因有以下四种:

1. 脑血管病变　包括脑血栓形成、脑栓塞、脑出血、脑血管瘤等,是失语症最常见的病因,尤其是大脑中动脉和大脑后动脉分支发生的病变。

2. 脑外伤　因战争、车祸等原因所致的脑外伤。

3. 脑肿瘤　脑肿瘤患者早期的失语症多为暂时性发作,表现为多种类型失语症,但以遗忘性失语最常见。

4. 脑组织炎症　脑炎、脑膜炎均有可能导致暂时性失语。

三、失语症常见症状

不同失语症患者的言语障碍表现各异、错综复杂。每个患者失语症的具体表现与病因、大脑损伤部位、范围、发病前言语情况等生理性、病理性、心理性、社会性多种因素有关。但总的来说,均从听、说、读、写这四方面体现出来。

(一)听理解障碍

听理解障碍是失语症患者最常见的症状,是指患者对口语理解能力降低或下降。口语听理解包括字词、单句、复合句等不同水平、不同层次的理解,它要求高水平脑功能的整合。

1. 语音辨识障碍　在非言语的听力测验中,患者并没有表现出听力障碍,可以正常听到声音,但对所听到的语音不能辨认而被感知为没有音节的嘈杂音,这种患者也不能分辨近似的发音。典型的重度障碍者为纯词聋,即患者除口语理解、复述和听写不能完成外,其他言语功能和阅读能力基本完整,这种情况在临床上极为少见。

2. 语义理解障碍　患者能正确辨识语音,但部分或完全不理解词义或语义,这是由于音义联系中断造成的,表现为大声重复没有听懂的词或句子。

3. 听觉记忆跨度和句法障碍　听觉记忆跨度是言语听觉痕迹系列的保持能力,是影响口语理解的非言语因素之一。一般认为,汉语的听觉记忆跨度的容量为 7 ± 2。当患者出现听觉记忆跨度或句法障碍时,常表现为可以理解单纯的、简单的单句,但对句法和复合句理解困难。例如,检查者说:"请从这些图片中指出牙刷。"患者可以很好地完成。继续检查,"请指出自行车。"患者依然可以很好地完成。但当检查者的指令变为:"请从这些图片中找出牙刷和自行车。"患者表现为只能找出一种或根本无法完成。其他情况也是如此。

(二)口语表达障碍

口语表达障碍是失语症患者最常见的症状,表现为通过口语进行表达能力的降低或丧失。口语表达的形式多种多样,包括对白、独白、复述、呼名等。口语表达按照内容不同分为自动性言语、情绪性言语、主动性言语、系列性言语等。系列性言语与自动性言语是人们极其熟悉、可以脱口而出、不必思考意义和词语之间联系的言语。自动性言语包括自己的姓名、年龄等;系列性言语包括数数、四季等。自动性言语与系列性言语较主动性言语容易很多。

1. 发音障碍　失语症所导致的发音障碍与构音障碍所导致的发音障碍不同,其发音错误往往多变,常是由于言语失用所导致的。此种发音障碍可出现随意与有意表达分离的现象,即刻意表达不如随意表达,模仿言语不如自发言语。当患者努力试图改善发音时,发音障碍反而加重。而构音障碍所导致的发音障碍,其发音错误往往是固定不变的。

2. 错语　是患者讲出的话并不是自己想说的,出现一些不正确的替代。常见的错语有三种:语音错误、词义错误和新语。语音错误是音素之间的置换,如将"苹果"说成"苹火";词义错误是词与词之间的置换,如将"桌子"说成"板凳";新语则是无意义的词或新创造出来的词代替说不出的词,如将"头发"说成"根北"。

3. 说话费力　此现象常与发音障碍有关。患者表现为言语不流畅,并伴有叹气、姿势、身体和面部表情费力。

4. 刻板言语　即重复、固定、非随意表达的惰性言语,常见于严重失语症患者,表现为对任何问题都以刻板言语回答。如问:"你吃饭了吗?"患者回答:"拜拜。"又问:"你想睡觉吗?"回答依然是"拜拜。"

5. 复述障碍　患者无法准确重复或根本不能重复别人的言语内容。

6. 模仿言语　强制性重复别人的言语称为模仿言语(echolalia)。如治疗师问:"你叫什么名字?"患者重复:"你叫什么名字?"很多有模仿言语的患者还有补完现象,即治疗师数:"1、2、3……"患者则继续数下去:"4、5、6、7……"但这种反应只是补完现象,患者不一定了解其表达内容。

7. 言语的持续现象　是失语症患者残存言语表达的一种现象,即表达中持续重复同样的字、词、句,在各种口语形式中均可出现,通常患者在内心焦虑、表达困难或疲劳时出现。如在对患者进行评定时,治疗师已更换了图片,患者仍然持续重复不停地说前面图片的内容。

8. 杂乱语　也称奇特语,是指患者在表达时大量错语混有新词,缺乏实质词,语句音韵变化很大、杂乱无章,使人难以理解。

9. 语法障碍　患者不能将词语按照语法规则组织在一起。语法障碍分为失语法和错语法。

（1）失语法:是指表达时多是名词和动词的罗列,词与词之间缺乏语法连接,即使能表达完整的意思,但语句不完整,类似电报文体,又称电报式言语。

（2）错语法:是指句子中的实词、虚词存在,但语法错误、结构关系紊乱。

10. 找词困难和命名障碍　是指患者在说话过程中想说出恰当的词有困难或不能说出。一般名词、形容词和动词最容易受累。所有患者都有不同程度的找词困难。患者面对物品或图片时不能说出名称,称为命名障碍。患者找不到恰当的词语而以描述物品的形状、颜色或用途等说明的方式进行表达,称为迂回现象。

（三）阅读障碍

因大脑功能损伤导致的阅读能力受损称为阅读障碍。阅读障碍包括阅读理解障碍和朗读障碍,两种可同时出现,也可分离出现。只有对文字的理解发生障碍,才能称为失读症,可伴有或不伴有朗读障碍。

1. 形、音、义失读　患者既不能朗读文字,也无法理解文字的含义,表现为字词与图或实物的匹配错误,甚至根本不能匹配图或实物。

2. 形、音阅读障碍　患者无法正确朗读文字,但是可以理解其含义,可以正确完成字词与图或实物的匹配。

3. 形、义失读　患者可以正确朗读文字,但不能理解文字的含义,表现为字词与图或实物的匹配错误。此种症状比较少见。

（四）书写障碍

书写是最复杂的一种语言形式。完整的书写能力不仅需要正常的思维和记忆,还要有完善的视觉、听觉、运动、本体感觉等之间的相互联系。因此,对书写障碍患者需要分析此障碍是否为失语性质。书写能力习得较晚,因此通常较口语障碍更重,且恢复慢而不完全。书写的形式和内容包括自发书写、抄写、听写、序列性书写及叙述书写。书写障碍的常见表现如下:

1. 书写不能　是完全性书写障碍,不能抄写,可简单画一两笔,根本无字形,多见于完全性失语症患者。

2. 构字障碍　写出来的字像该字,但有笔画的缺漏或添加。

3. 镜像书写　写出来的字如在镜中一样,常见于右侧偏瘫患者用左手书写。

4. 象形写字　以画图代替所需要书写的文字。

5. 惰性书写　患者写出一个字或词后,要求其写其他字词,仍然一直写前面的字词。与口语障碍中的言语保持现象类似。

6. 书写过多　在书写中加入许多无关的字、词、句。

7. 视空间性书写障碍　主要表现为字的笔画正确但位置不对。

8. 句法异常　书写的过程中出现语法障碍。

四、失语症的分类

对失语症分类的研究在一个多世纪以来都未形成一个世人所公认的分类方法。本森提出失语综合征的概念,我国学者以本森失语症分类为基础,根据失语症临床特点以及病灶部位,结合汉语的特征制定了失语症分类。

1. 外侧裂周失语综合征　病灶位于外侧裂周围,其共同特点是复述功能明显障碍。

(1) 布罗卡失语(Broca aphasia,BA)。

(2) 韦尼克失语(Wernicke aphasia,WA)。

(3) 传导性失语(conduction aphasia,CA)。

2. 经皮质失语　病灶位于大脑中动脉和大脑后动脉的分布交界区,其共同特点是复述功能相对较好。

(1) 经皮质运动性失语(transcortical motor aphasia,TCMA)。

(2) 经皮质感觉性失语(transcortical sensory aphasia,TCSA)。

(3) 经皮质混合性失语(mixed transcortical aphasia,MTA)。

3. 完全性失语(global aphasia,GA)

4. 遗忘性失语(amnestic aphasia,AA)

5. 皮质下失语(subcortical aphasia)

(1) 丘脑性失语(thalamic aphasia,TA)。

(2) 基底核性失语(basal ganglion aphasia,BGA)。

6. 纯词聋(pure word deafness)

7. 纯词哑(pure word dumbness)

8. 失读症(alexia)

9. 失写症(agraphia)

五、各类失语症的临床特征

(一) 外侧裂周失语综合征

1. 布罗卡失语

(1) 症状特征:布罗卡失语又称运动性失语,以口语表达障碍最为突出,自发言语为非流畅,说话费力,语量较少,但多为实词,虽缺乏语法结构但交谈时基本能达意,呈电报式言语。严重时呈无言状态。有命名困难、找词障碍,患者知道是什么却无法命名,在接受词头音提示后可答出。复述障碍明显,尤其对音节较长的句子复述困难。错语常见,特别是音韵性错误。听理解相对正常,但对复杂的言语和命令理解困难。阅读和书写均受到不同程度的损伤,书写障碍以形态破坏和语法错误为主。患者常伴有失用。

（2）病灶:多见于优势半球额下回后部1/3的布罗卡区。

（3）预后:与病灶大小有关,大多预后较好,遗留症状主要为口语表达呈现非流利,但可保证日常交流。

2. 韦尼克失语

（1）症状特征:又称感觉性失语,以听理解障碍最为突出。自发言语流畅,但常有错语,空洞缺乏实词,语量多,说话不费力,既听不懂别人的言语,也听不懂自己的言语。患者虽自我感觉表达流利,但言语常让听者难以理解,答非所问。复述、阅读、命名均有障碍。书写虽形态保持,但有书写错语。

（2）病灶:多见于优势半球颞上回后部1/3的韦尼克区。

（3）预后:理解能力的恢复与病灶范围大小关系密切,预后较布罗卡失语差。

3. 传导性失语

（1）症状特征:显著特征为复述障碍。自发言语流利,但多伴有语音性错误,命名障碍或正常,可接受语音提示,听理解和阅读理解较好,只在句子水平有轻度障碍,伴有书写障碍。

（2）病灶:多见于优势半球缘上回或深部白质内的弓状纤维。

（3）预后:病因及病灶不同,预后有所差异。总体来说,此类患者一般预后较好。

（二）经皮质失语

1. 经皮质运动性失语

（1）症状特征:表现与布罗卡失语类似,主要区别为可以复述较长的句子,言语失用较少发生。自发言语较少,非流畅性失语,命名有障碍,听理解和文字理解相对保留较好,复述功能良好,不能说出有组织的言语,书写障碍。

（2）病灶:在布罗卡区的前方及上方。

（3）预后:预后较好,一般可恢复正常或接近正常水平。病灶巨大者可遗留扩展困难的症状。

2. 经皮质感觉性失语

（1）症状特征:表现与韦尼克失语类似,主要区别为复述功能的保留。自发语多,但信息量少,错语多,模仿言语,有命名障碍,无法接受语音提示,听理解障碍明显,复述较好或正常,阅读有障碍,可以朗读但不能理解,书写障碍。

（2）病灶:多位于优势半球外侧裂言语中枢广泛或后部局部损伤。

（3）预后:一般较差,可遗留明显的命名障碍、复杂句的理解障碍以及阅读和书写障碍。

3. 经皮质混合性失语

（1）症状特征：表现与完全性失语类似，主要区别在于保留了部分复述功能，其余言语功能均明显障碍或丧失。自发言语为非流畅性，并且常伴模仿言语，命名不能，听理解重度障碍，阅读和书写不能，复述虽有部分保留，但是局限于字、词、短语和短句，复合句复述不能，并且复述为鹦鹉样学舌。

（2）病灶：位于优势半球分水岭区的大片病灶。

（3）预后：普遍较差。

（三）完全性失语

1. 症状特征　表现为所有言语功能都有严重障碍或几乎全部丧失。自发言语较少，命名重度障碍，听理解、复述、阅读、书写功能均有障碍。

2. 病灶　多见于优势半球大脑中动脉分布额、颞、顶叶区域。

3. 预后　预后差。有些患者可能完全无法恢复。部分患者在恢复过程中随症状改善，会兼有布罗卡失语或韦尼克失语的特点，但也有患者在恢复中出现布罗卡失语的特征。

（四）遗忘性失语

1. 症状特征　又称命名性失语，表现为以命名障碍为主的流畅性失语。自发语流利，但内容空洞，迂回语言，听理解正常或轻度障碍，复述功能较好，阅读和书写较好或有轻度障碍。

2. 病灶　多见于优势半球角回和颞中回后部。尚未发现单一病灶，多为散在损伤所致。

3. 预后　较好。

（五）皮质下失语

1. 丘脑性失语　表现为复述功能相对保留，音量和音调都较低，语音错误，命名障碍，找词困难，听理解、阅读均有障碍，大多合并书写障碍。

2. 基底核性失语　多为非流利性，复述相对保留，听理解可有障碍，语音障碍，轻度命名障碍，复合句理解障碍和书写障碍明显。

（六）纯词聋

患者听理解严重障碍，可分辨词语音和社会自然音，口语流畅，可表达自己的意思，复述严重障碍，听写障碍或不能，命名、朗读、抄写、自发书写正常。

（七）纯词哑

患者口语表达能力严重障碍，语调和发音不正常，但用词、语法正确。文字表达、听理解和阅读理解正常。但由于发音障碍，复述、命名、朗读不能。书写可正常，即使存在障碍，症状也很轻。

（八）失读症

患者在没有视觉障碍和认知障碍的情况下，由于大脑受损导致的已习得的对语言文字的阅读能力的丧失或减退。本森将其分为失读伴失写、失读不伴失写、额叶失读、失语性失读。

（九）失写症

患者由于大脑受损导致已习得的书写功能的丧失或减退。本森将其分为失语性失写、非失语性失写和过写症。

六、失语症的鉴别诊断

（一）言语的流畅度

失语症可根据言语的流畅与否分为流利性和非流利性。治疗师可根据患者会话言语的流畅与否进行分类，最好将患者的谈话录音并仔细分析。流畅性失语的特点：语量多（每分钟 100 字以上）、说话不费力、句子长度正常（每句 5～8 字）、韵律正常、错语多见、信息量少。非流畅性失语的特点：患者语量减少（每分钟 50 字以下）、说话费力、句子较短（1～2 字，电报语）、失去言语的韵律性、错语少见、信息量较多。

流利性失语包括韦尼克失语、经皮质感觉性失语、遗忘性失语、传导性失语；非流利性失语包括布罗卡失语、经皮质运动性失语、完全性失语、经皮质混合性失语。

（二）口语的听理解

失语症听理解的障碍程度不同。如果患者可以理解检查中的句子或简单指令，则听理解较好，反之较差。非流利性失语中听理解较好的是布罗卡失语、经皮质运动性失语，听理解较差的是完全性失语、经皮质混合性失语。流利性失语中听理解较好的是遗忘性失语、传导性失语，听理解较差的是遗忘性失语、传导性失语、韦尼克失语、经皮质感觉性失语。

（三）复述

失语症患者的复述能力根据能否复述句子分为相对保留和损害。能够较好复述句子为复述好的类型。非流利性失语中听理解较好的一组中，复述好的是经皮质运动性失语，复述差的是布罗卡失语；听理解差的一组中，复述好的是经皮质混合性失语，复述差的是完全性失语。流利性失语中听理解较好的一组中，复述好的是遗忘性失语，复述差的是传导性失语；听理解差的一组中，复述好的是经皮质感觉性失语，复述差的是韦尼克失语。

主要失语症类型的鉴别诊断见表 2-1。

表 2-1 主要失语症类型的鉴别诊断

自发性言语	听理解	复述	诊断
非流利性	好	好	经皮质运动型失语
		差	布罗卡失语
	差	好	经皮质混合性失语
		差	完全性失语

自发性言语	听理解	复述	诊断
流利性	好	好	遗忘性失语
		差	传导性失语
	差	好	经皮质感觉性失语
		差	韦尼克失语

七、与失语症有关的言语障碍

（一）言语失用

言语失用是一种言语运动性疾病，表现为不能通过自主运动进行发音和言语活动，但不能用与发音器官有关的肌肉麻痹、肌张力异常或运动不协调来解释。可单独发生，但较少，也可伴随其他言语障碍如布罗卡失语。

1. 特征　随着发音运动调节复杂增加，错误增加；重复朗读同一内容，发音错误倾向一致；患者似乎经常在摸索正确的发音位置及顺序；模仿言语比随意言语发音错误更多。

2. 评定　通过观察患者在执行表中的指令、有无器官的摸索动作、有无元音的发音错误、有无元音顺序的错误，判断是否有言语失用（表2-2）。

表2-2　言语失用评定

元音顺序（1、2、3要说5遍）	元音顺序（1、2、3要说5遍）
1. a-u-i	3. 词序（复述"爸爸、妈妈、弟弟"）
正常顺序	正常顺序
元音错误	元音错误
摸索	摸索
2. i-u-a	4. 词（复述"啪嗒洗手、你们打球、不吐葡萄皮"）
正常顺序	正常顺序
元音错误	元音错误
摸索	摸索

（二）口颜面失用

口颜面失用是指在非言语状态下与言语有关的肌肉自发的活动虽然存在，但是舌、唇、喉、咽、颊执行自主运动困难。

1. 特征　患者可在自主动作或表情下完成吸气、呼气、吹口哨等动作，但不能在命令或模仿下执行口部的随意运动,如吸气、呼气、吹口哨、露牙、努嘴、鼓腮等。

2. 评定　通过观察患者能否依次完成表2-3的动作以及有无摸索动作,判断有无口颜面失用。

表2-3　口颜面失用评定

患者完成动作	患者完成动作
1. 鼓腮 　　正常 　　摸索	4. 缩拢嘴唇 　　正常 　　摸索
2. 呼气 　　正常 　　摸索	5. 摆舌 　　正常 　　摸索
3. 咂唇 　　正常 　　摸索	6. 吹口哨 　　正常 　　摸索

第二节　失语症的评定

一、失语症评定的目的

对失语症患者的评定是一项系统、全面、广泛的工作。失语症的评定目的一般包括:①判断患者是否患有失语症以及失语症的种类;②衡量患者失语症的严重程度,了解影响患者的言语功能的因素及残存的交流能力;③预测患者的康复进程;④根据患者的评定结果,制订相应治疗的计划和治疗方案。

二、失语症评定程序

(一)资料收集

1. 临床专科资料　通过阅读病历,了解情况。

(1)临床诊断:是脑血管病变还是脑肿瘤、脑外伤等,以及损伤部位。

(2)病史:发病时间、发病经过。既往有无脑部受损、心脏病、糖尿病、癫痫等。

(3)临床检查:影像学检查脑部病灶的性质、部位、大小;其他相关的临床神经病学检查,包括脑神经、感觉、运动功能、反射等。

（4）治疗内容：药物使用情况及其他治疗。

（5）康复治疗：有无运动治疗、作业治疗，以及日常生活能力情况等。

2. 患者个人资料

（1）发病前言语习惯：有无方言，有无第二语言，说话流利与否，是否善于交谈。

（2）学历：知识水平如何，何等学历，是否懂外语，达到何种程度。

（3）职业：从事何种工作、专业兴趣等。

（4）家庭情况：患者家庭经济状况如何，主要收入来源，家庭成员情况及对患者障碍及康复的态度。

（5）性格：病前性格是内向还是外向。

（6）兴趣：患者发病前的个人喜好、兴趣，喜欢的事物及娱乐活动。

（7）利手：发病前是左利手、右利手还是双利手。

（8）期望：患者及其家属对预后的期望，对训练的欲望和需求是否强烈等。

（二）初步观察

1. 一般状况　包括患者身体状况、意识水平、情绪状态、时间定向、空间定向、人物定向、交流动机，有无佩戴眼镜、助听器或义齿，坐姿、注意力、偏瘫侧的感觉和运动，以及病历与患者目前状况是否相符等。

2. 言语能力　能否说出自己的一般资料，包括姓名、年龄、性别、住址等。对要求和问题是否有反应及反应是否正确，言语是否流畅、清晰和切题，能否自知错误，有无纠错能力。

（三）检查方法

1. 综合性失语症检查　国际常用的失语症评定方法有波士顿诊断性失语症检查（Boston diagnostic aphasia examination，BDAE）、日本标准失语症检查（standard language test of aphasia，SLTA）、西方失语症成套检测（western aphasia battery，WAB）。国内常用的失语症评定方法包括汉语标准失语症检查及汉语失语成套测验（aphasia battery of Chinese，ABC）。

2. 单项言语功能检查　综合性失语症检查不能有针对性地为较重或较轻的言语障碍患者提供完整详细的言语资料，因此言语治疗师可以设计一些附属于综合性的某一单项言语功能检查，以便更加细致地了解患者的言语功能。包括：①听理解检查，如语音辨识检查、词语理解检查、标记测验（Token test）；②口语表达检查，如名词、动词、形容词的呼名检查，口头造句，以及情景画描述；③阅读检查，如朗读检查、阅读理解检查，包括字词、语句及篇章不同层次；④书写检查，如抄写、听写、看图书写检查，包括字词、语句、短文不同层次；⑤复述检查，如单音节复述、2～5个音节复述、单句复述、复合句复述。

3. 实用言语交流能力检查　传统的失语症评估都是利用图片、卡片等进行听说读写的检查，这些评估并不能真实反映患者在日常生活中的交流能力，实用言语交流能力则是对此的一种补充。国际上常用的方法包括日常生活交流能力检查、Porch交流能力指数、功能性交流图等。

4. 总结与判定

（1）资料整理：总结检查和资料,整理出重点并书写评价报告。

（2）诊断：根据资料整理的结果,明确患者是否为失语症以及类型、严重程度。失语症严重程度的评定国际上多采用 BDAE 中的失语症严重程度分级(表 2-4)。

表 2-4　BDAE 中失语症严重程度分级标准

等级	评定标准
0级	患者无有意义的言语或听理解能力
1级	患者言语交流中有不连续的言语表达,但大部分需要检查者去推测、询问或猜测;可交流的信息范围有限,检查者在言语交流中感到困难
2级	在检查者的帮助下患者可进行熟悉话题的交谈,但对陌生话题常常不能表达出自己的思想,使患者与检查者都感到进行言语交流有困难
3级	在仅需少量帮助或无帮助下,患者可以讨论几乎所有的日常问题。但由于患者言语或理解能力的减弱,使某些谈话出现困难或不大可能
4级	患者言语流利,但可观察到有理解障碍,思想和言语表达尚无明显限制
5级	患者有极少可分辨出的言语障碍,主观上可能有点困难,但检查者不一定能明显觉察到

（3）推测预后：根据患者失语症的类型、严重程度、其他因素等综合判断患者的预后,并确定康复目标,包括长期目标和短期目标。

1）长期目标：根据患者失语症严重程度分级(BDAE 分级),评估预后及确定长期康复目标(表 2-5)。

表 2-5　不同程度失语症的长期目标

程度	BDAE 分级	整体长期目标	言语训练的长期目标
轻度	4、5	恢复职业	改善言语和心理障碍,适应职业需要
中度	2、3	日常生活自理	发挥残存能力及改善功能,交流基本自如,适应社区内交流的需要
重度	0、1	回归家庭	尽可能利用残存功能和代偿方法进行简单的日常交流,减轻家庭负担

2）短期目标：将达到最终目标的过程分成若干阶段,逐次设定具体细致的目标。根据患者具体情况,选择各种言语形式的训练课题,设定可能达到的水平及预测所需时间,即由现有的言语功能提高一个阶段作为短期目标。

（4）制订治疗计划：在上述基础上制订患者的训练计划、长短期训练目标。

（5）治疗过程记录：在实施中认真记录患者的治疗过程、反应等。

（6）判断治疗效果：进行阶段性的言语训练后及时总结，根据再次评估的结果判断是否需要修改训练目标和训练计划。

三、失语症常用评定量表

（一）国际常用的失语症评定量表

1. 波士顿诊断性失语症检查（BDAE）　BDAE 是目前英语国家普遍应用的标准失语症检查，由27个分测验组成，分为5个大项：①会话和自发性言语；②听理解；③口语表达；④书面语言理解；⑤书写。BDAE 可详细、全面检查出语言各种模式的能力，但缺点是检查时间较长、评分困难。

2. 日本标准失语症检查（SLTA）　SLTA 由日本失语症研究会设计，包括听、说、读、写、计算 5 个大项、26 个分测验。SLTA 按 6 个阶段评分，在图册检查设计上是多图选一的形式，避免了患者对检查内容的熟悉，易于操作，对训练有明显的指导作用。

3. 西方失语症成套检测（WAB）　WAB 是 BDAE 的缩短版，克服了 BDAE 检查时间过长的缺点，大约需 1h 可完成检查。WAB 提供了一个总分，称为失语商（AQ），通过具体分数分辨出患者言语功能是否正常。WAB 还可测出操作商（PQ）和皮质商（CQ）。PQ可了解大脑的阅读、书写、运用、结构、计算、推理等功能；CQ 可了解大脑认知功能。WAB还可对完全性失语、感觉性失语、经皮质运动性失语、传导性失语等提供解释标准误差和图形描记。

（二）国内常用的失语症评定量表

1. 汉语标准失语症检查（CRRCAE）　CRRCAE 适用于我国不同地区使用汉语的成人失语症检查，由 30 个分测验组成，分为 9 个大项，包括听理解、复述、说、出声读、阅读理解、抄写、描写、听写和计算。多数采用 6 等级评分标准，在患者的反应时间和提示方法上都有比较严格的要求，并且有严格的中止标准。CRRCAE 需由参加过培训的检查者来进行检查。

2. 汉语失语成套测验（ABC）　ABC 由会话、理解、复述、命名、阅读、书写、结构与视空间、运用和计算、失语症总结等 10 个大项组成。

第三节　失语症的康复治疗

一、失语症治疗的适应证及原则

（一）适应证

原则上所有失语症患者均是言语康复治疗的适应证，但有明显的意识障碍、情感行为的异常、精神异常以及全身状况无法耐受、配合言语训练的患者除外。

（二）治疗原则

1. 治疗时机　当患者原发疾病不再进展，生命体征稳定 48h 以后，即可开始接受治疗。治疗介入的时机越早，训练效果越好。发病后 3～6 个月为失语症恢复的高峰期，需抓住这一关键时期进行有效的言语训练，以达到最佳效果。但对于发病 2～3 年后的患者，也不能认为言语功能完全不可恢复（尤其是伴有言语失用症者，经过很长的时间也能得到不断改善），只是恢复的速度较早期明显减慢。如果出现以下情况，患者可停止言语训练：全身状态不佳，有明显的意识障碍，重度痴呆，拒绝和无训练动机及要求，出现过度疲劳，注意力无法集中。另外，患者在接受了一段时间的系统言语训练已达平台期时，也可考虑停止言语训练。

2. 治疗的时间安排　由治疗师所进行的训练每周不少于 3～4 次，每天根据患者的情况可安排 1～2 次训练，每次训练 30～60min 为宜。初次接受言语训练的患者在精神状态变差时可适当减少训练时间。

3. 治疗环境　治疗室隔音，成人治疗室一般为 $10m^2$，房间内照明、温度适宜，通风良好，训练时减少人员走动。

4. 训练工具　录音机、录音笔、训练软件、镜子、秒表、压舌板、喉镜、计算器、电脑、手机、笔记本、笔、卡片、故事书、患者感兴趣的文章、歌本、音乐播放器等。

5. 训练方式　根据患者情况，可采用一对一训练、自主训练、小组训练、家庭训练。

（1）一对一训练：即一名治疗师针对一名患者进行训练，是临床上最常采用的一种训练方式，要求在一个安静稳定的环境下，以刺激为中心内容。患者情绪稳定，注意力集中。刺激条件可控，针对性强，并根据具体情况及时进行调整。

（2）自主训练：患者在进行了一段时间的一对一训练后，充分了解了言语训练的要求和方法，有一定的自我判断和自我纠正的能力，即可开始自我训练。治疗师可把需要反复训练的内容教给患者进行自我训练，训练的内容和量由治疗师决定。

（3）小组训练：又称集体训练，目的是逐步接近日常交流的真实情景，通过相互接触减少孤独感，学会将个人训练的成果在实际中有效应用。治疗师可根据不同情况把患者编成小组，开展多项活动。

（4）家庭训练：治疗师将评价及制订的治疗计划介绍、示范给家属，并可通过观摩、阅读指导手册等方法教会家属训练技术；再逐步过渡到回家进行训练。治疗师定期检查和评估，以调整训练课题，告知注意事项。

二、失语症的治疗机制及过程

（一）治疗机制

1. 功能代偿学说　通过其他脑区的代偿、基本脑结构和高层脑结构功能的动员取代受损的大脑的功能。

2. 功能重组学说　利用其他神经通路，用不同的方法完成被破坏的神经结构所承担的功能。失语症的恢复可以是神经系统的重组，反复的刺激可促进这种重组。

（二）治疗过程

1. 原始期　原发疾病不再进展、生命体征稳定后48h即可开始训练。患者和家属要充分了解障碍和训练。

2. 进行期　治疗师每天给患者进行训练，但时间有限，因此要让家属在家中或病房内配合、巩固每天的训练内容。治疗过程中根据再次评估的结果，重新调整训练目标和训练计划。

3. 结束期　经过一段时间的训练之后，患者的改善不再有进展或进展缓慢，此时就进入了平台期。此时可暂停在医院的言语训练，向家属介绍之前训练的内容和方法，进行家庭训练，并可通过随诊给予指导和帮助。

三、失语症治疗的预后

（一）疗效

失语症患者的言语障碍有一定程度的自然恢复能力，其病理基础是未损伤的部分大脑在局部大脑损伤后获得言语功能，因此在考虑疗效时需兼顾自然恢复的部分。研究证实，言语功能的恢复不能仅依赖自然恢复，更重要的是由专业人员进行的系统的言语治疗。

（二）预后

对失语症的预后有影响的因素如下：

1. 病因与病灶部位　不同病因导致的失语症恢复速度与程度均不同。一般来说，脑外伤比脑卒中的预后好；病灶小者预后好；单一病灶预后较多发病灶好；初次发病者较复发者预后较好。

2. 年龄　失语症的预后在很大程度上取决于患者发病时的年龄，发病年龄越小，预后越好。

3. 治疗介入时间　治疗介入时间是影响预后的重要因素之一，在患者可耐受的治疗情况下越早介入，效果越好。

4. 智力、文化程度　智力和言语功能改善程度之间成正比关系。智商越高的患者治疗效果越佳；文化程度越高的患者预后越好。

5. 利手　左利手或双利手较右利手预后好。

6. 失语症的类型及严重程度　失语症的严重程度与预后有密切关系，起病时失语症轻者预后较好。表达障碍比理解障碍预后好，布罗卡失语比韦尼克失语预后好，完全性失语预后最差。

7. 合并障碍　失语症患者如同时合并构音障碍、言语失用或其他高级神经功能障碍等，预后比单纯失语症患者差。

8. 性格　外向性格较内向性格预后好。

9. 其他因素　积极主动训练的患者预后好；家属对患者康复支持力度大，预后较好；有自身错误识别能力及自我纠正能力的患者预后好。

四、失语症的治疗方法

（一）刺激促通法

1. 许尔（Schuell）失语症刺激疗法

（1）原理：许尔失语症刺激疗法是各种失语症治疗方法的基础，目前应用最为广泛。其主要原理见表 2-6。

表 2-6　许尔失语症刺激疗法的主要原理

刺激原理	说明
利用强的听觉刺激	是刺激疗法的基础，因为听觉模式在言语过程中居首位，而且听觉模式的障碍在失语症中也很突出
适当的言语刺激	采用的刺激必须能输入大脑，因此要根据失语症的类型和程度选用适当的控制下的刺激，难度上要使患者感到有一定难度但尚能完成
多途径的言语刺激	多途径输入，如给予听刺激的同时给予视、触、嗅等刺激（如实物），可以相互促进
反复利用感觉刺激	一次得不到正确反应时，反复刺激可提高其反应性
刺激应引出反应	一项刺激应引出一个反应，这是评价刺激是否恰当的唯一方法，它能提供重要的反馈而使治疗师能调整下一步的刺激
强化正确反应以及矫正刺激	当患者对刺激反应正确时，要鼓励和肯定（正强化）。得不到正确反应的原因多是刺激方式不当或不充分，应修正

（2）治疗程序的设定

1）刺激条件：①刺激标准，刺激要遵循由易到难、循序渐进的原则。其难易程度体现在多个方面，如听觉刺激时选词的长度、选择时备选答案的多少和干扰性、刺激材料是否常用。需结合患者的障碍程度进行选择。②刺激方式，有听觉、触觉、视觉刺激等多种方式，以听觉刺激为主。重症患者应采取多种刺激相结合的方式，然后过渡到听觉刺激模式。③刺激强度，治疗师重复刺激的次数（注意避免单调）、有无辅助刺激等都属于刺激强度的选择。④材料选择，首先优先选择日常生活中常用的字词，尤其是几乎每天都接触的，如吃饭、睡觉、我要等；其次要结合患者的兴趣、职业、习惯等选择患者感兴趣的刺激材料。

2）刺激提示:给患者一个刺激后,患者如无反应、部分反应或错误反应时,应给予提示。提示需注意:①提示的前提,要根据刺激和课题的方式而定,如听理解、书写中出现错误,需规定在多长时间后患者错误反应才提示。另外,需结合患者的具体情况,如右利手患者右侧上肢偏瘫用左手写字时,刺激后等待的时间可以适当延长。②提示的方式,包括语音提示、选词提示、描述提示、手势提示、文字提示。重度患者提示的项目较多,如呼名提示,包括描述、手势、词头音等;而轻度患者可用单一方式,如词头音或描述。

（3）治疗课题评价:治疗师对患者进行治疗时,每项课题都要对患者的反应进行评价。如患者无反应时,要按规定的方法进行提示。正确反应包括在规定时间内给出正确答案、延迟反应、自我更正,以（＋）表示;无反应和错误答案以（－）表示。

当患者连续无反应或误答时,要考虑预先设计的课题是否适合患者,题目难度应下降一个等级。如经治疗,患者答题正确率逐渐增加,提示减少,连续3次正确率大于80%时,可进行下一课题的治疗。

（4）反馈:可巩固患者的正确反应,减少错误反应。

1）正强化:当患者回答正确时,应马上肯定重复患者的答案,及时给予表扬。

2）负强化:当患者出现错误的答案和反应时,应马上进行否定并指出正确答案,但注意言语技巧,不应使患者产生抵触情绪。

另外,还可以对答案进行说明描述和改变刺激条件等。

（5）治疗课题的选择:失语症大多数会涉及听、说、读、写、计算等方面的障碍,但不同患者各方面障碍的严重程度不可能完全相同,因此分析患者不同的功能障碍及其严重程度,按照患者评估结果设计治疗课题。轻度障碍者以改善功能为主,重度者以激活残存功能及代偿为主（表2-7）。

表2-7　不同言语症状严重程度的训练课题

言语症状	程度	训练课题
听理解	重度	听是非反应,词与画或文字的匹配
	中度	执行口头命令,根据听短文做是非判断、正误判断
	轻度	听文章或句子(比中度的句子、短文难度加大)做判断
口语表达	重度	复述(字、词、系列性言语、问候语),称呼(日常用词、单音节词、动词命名)
	中度	复述(短文),读短文,称呼,动作描述(情景画、动作说明、漫画说明)
	轻度	描述事物、日常交流
阅读理解	重度	图和字词匹配(日常用品、简单动作)
	中度	执行简单的文字指令、情景画、动作、句子、文章配合,读短文回答问题
	轻度	执行较长、较复杂的指令,读长篇文章回答问题

言语症状	程度	训练课题
书写	重度	抄写和听写简单的生活用品词语、自己的姓名等
	中度	听写其他词语或短文,书写说明
	轻度	听写长文章,描述书写,写日记,写信
计算	重度	简单的加减计算(个位数)
	中度	进位加法,退位减法,简单的乘除计算
	轻度	较复杂的加减乘除计算

不同类型的失语症患者功能障碍不同,因此可以按照患者失语症类型选择言语训练课题(表2-8)。

表2-8　不同类型失语症的重点训练课题

失语症类型	训练重点
布罗卡失语	构音训练、口语及文字表达
韦尼克失语	听理解、复述、会话
遗忘性失语	口语命名、文字称呼、执行口头指令
传导性失语	复述、听写、看图说话
经皮质感觉性失语	以韦尼克失语训练为基础
经皮质运动性失语	以布罗卡失语训练为基础
完全性失语	听理解、视觉理解、口语表达、手势、交流板应用
经皮质混合性失语	以完全性失语训练为基础

2. 阻断去除法　阻断去除法是魏格尔(Weigl)提出的建立在简单再学习的机制假设上的言语治疗方法。魏格尔认为大脑的损伤造成了功能的阻断,导致言语障碍,通过具体言语材料可以促进言语的恢复,而且这种恢复不必局限在所练习过的材料上,还可以推广到相关或相似的材料上。阻断去除法强调在阻断去除的过程中并不是让患者有意识地注意学习的内容,训练时将未受阻断的较好的语言形式、语言材料作为"前刺激",引出另一种语言形式中有语义关联的语言材料的正反应,从而使"阻断"去除。阻断去除法适用于完全性、混合性失语症等患者。

3. 功能重组法　功能重组法是卢里亚(Luria)提出的基于神经功能重组理论的言语治疗方法。该理论认为损伤干扰了功能系统,而康复则是通过对功能系统残存成分的重新组织或再加上新的成分,产生出适于操作的新的功能系统。功能重组法强调的是高度意识化的一般策略的训练,即利用外部手段的功能代替受损功能,意识化的手段在反复运用中内在化、自动化。功能重组法分为系统内重组和系统间重组。系统内重组有两种方法：一是将受损功能下降一级水平训练，可减少障碍效果；二是对障碍活动进行有意识的分析。

（二）实用交流能力训练

实用交流能力训练的目的是使失语症患者最大限度地利用残存的交流能力（言语和非言语），与别人建立有效的沟通，促进患者日常生活交流能力的恢复。

1. 交流效果促进法（promoting aphasics communication effectiveness，PACE） PACE目的是利用接近实用交流的途径刺激患者，适用于各种类型和程度的失语症，尤其是重症患者。PACE可以充分调动患者的残存沟通能力，适用于小组训练和家庭训练。

（1）原则（表2-9）。

表2-9 交流效果促进法的原则

原则	内涵
交换新的未知信息	表达者将对方不知道的信息传递给对方。利用多张信息卡，患者和治疗者随机抽卡，然后尝试将卡上的信息传递给对方
自由选择交往手段	不限于口语，如书面语、手势、绘画等手段
平等分担会话责任	表达者与接收者在交流时处于同等地位，会话任务应交替进行
根据信息传递的成功度进行反馈	患者作为表达者、治疗者作为接收者时，要给予适当的反馈，促进患者表达方法修正和改善

（2）具体方法：将一叠图片正面向下放在桌上，训练者与患者交替摸取，不许让对方看见自己手中图片的内容，利用各种表达方式（如呼名、描述语、手势等）将图片内容的相关信息传递给对方。双方通过询问、猜测、重复确认、反复质问等方式进行适当反馈。

（3）评价（表2-10）。

表2-10 交流效果的评价

评价分	内容
5	首次就将信息传递成功
4	首次传递信息未能令接收者理解，再次传递获得成功
3	通过多次发问或借助手势、书写等代偿手段将信息传递成功
2	通过多种发问等方法，可将不完整的信息传递出来
1	虽经多方努力，但信息传递仍完全错误
0	不能传递信息
U	不能评价

2. 代偿手段的应用　可利用姿势语言、交流板以及其他方式如计算机、说话器等,尽快建立患者与周围人的沟通途径。部分患者表达功能确实无法恢复,但可以通过此方法进行代偿。

3. 姿势语言(点头、摇头、手势等)的训练　治疗师边说边做动作→治疗师说的同时患者做动作→患者模仿动作→治疗师说之后患者做动作→患者自行用动作回答相应的问题→患者自行用动作表达自己的需求。

4. 交流板的应用　交流板适用于重度表达障碍的患者,可用图画板、词板、句子板、复合板。图画板上有多种日常生活所需要的图画,适用于文化水平低或阅读障碍的患者。词板、句子板适用于文化水平较高或可以阅读理解的人。复合板上既有文字又有图画。治疗师可训练患者建立使用交流板的意识及交流中使用交流板的技巧。

(三)失语症的对症治疗

1. 听理解训练

(1)语音辨识:让患者从预先准备好的一段声音中(声音中有语音及自然音的混合)分辨出语音。

(2)听词指图:治疗师将几张图片放在患者前,让患者指出听到词语的图片。

(3)词语记忆广度扩展:将几张图片摆放在患者面前,治疗师每次说出两个或两个以上的词语,让患者按顺序指出所听到的内容。

(4)句子的理解:将几幅情景画放在患者面前,治疗师用简单的句子描述情景画中的内容,让患者指出相符的图片。

(5)执行口头指令:从短句开始,如"请点头"。慢慢过渡到长句和复合句。

2. 口语表达训练

(1)以自动语为线索进行训练:诗词、数数、唱熟悉的歌曲等。通过这种机械、自动言语引导出口语的表达。

(2)使用反义词、关联词、惯用语:反义词如男－女、上－下等,关联词如饭－汤、盆－碗等,常用的一些谚语、警句等。

(3)复述:根据患者的障碍程度选择复述的内容。直接复述(字、词、词组、短句、复合句)、看图或实物复述、重复复述、延迟复述。

(4)命名训练:用图片或实物让患者进行命名训练。如有困难,可给予词头音、选词等提示。

(5)叙述训练:对于轻度口语表达障碍的患者,可以进行情景画、提问叙述等训练。如患者在叙述过程中出现错语、命名错误等,不要打断患者,应在叙述完成后再纠正。如患者出现叙述困难而中断时,可给予提示,让其继续。

(6)失语法的训练:在口语表达中,利用促进语法结构建立的技术(如刺激法),也可用再教的方法,像初学语言一样,先易后难,循序渐进。

(7)日常生活能力交流训练:根据患者的实际情况进行,用患者所熟悉的人和事物进行训练。

3. 阅读与朗读训练

（1）视觉匹配作业：选择一些词卡，让患者选择字形相同的词，患者无须理解词的含义，只要有辨认相同、相似图形的能力即可。一般要求患者能完全正确完成，再进行其他训练。

（2）词语的阅读理解：词卡与图匹配、听词语指出相应词卡、词汇分类、词义联系均可进行训练。

（3）词语的朗读：出示每张词卡，反复读给患者听，然后鼓励患者一起朗读，最后让患者自己朗读。

（4）句子的理解：当患者可以阅读理解常见词汇后，可以通过执行文字指令、词语短语匹配作业、组句等进行训练。

（5）句子的朗读：利用句子卡，按词语朗读的要领练习，由慢向快、由短到长增加难度。

（6）篇章的理解：准备短文让患者默读，就其内容进行提问。

（7）篇章的朗读：从报刊、图书等选择患者感兴趣的内容，同声朗读，然后鼓励患者自己朗读。应每天坚持，反复练习。

4. 书写训练　书写不仅涉及言语，还涉及视觉、运动、本体感觉等多种功能。因此，在进行书写训练时要综合考虑患者各方面的功能障碍。

（1）抄写：适合重度书写障碍、非利手书写者、失用症、智力障碍等。通过书写，可促进各器官的联合动作及对文字的理解。抄写的内容应从易到难，循序渐进。

（2）提示书写阶段：适合中度书写障碍者，要求患者按照要求进行书写，便于过渡到自发书写阶段。例如：姓名_____ 职业_____。

（3）自发性书写：适合轻度书写障碍，要求患者看到物品写出词语、写出完整的句子、记日记、写信等。

本章小结

　　失语症是指由于大脑功能受损引起的已习得的言语功能的丧失或受损。失语症表现复杂，但均从听、说、读、写这四方面体现出来。根据失语症临床特点以及病灶部位，结合汉语的特征，失语症可分为外侧裂周失语综合征、经皮质失语、完全性失语、遗忘性失语、皮质下失语、纯词聋、纯词哑、失读症、失写症。失语症的鉴别诊断包括言语的流畅度、口语的听理解、复述。许尔失语症刺激疗法是各种失语症治疗方法的基础。康复治疗人员通过临床的实践学习，能独立完成失语症的评定；掌握失语症的各种训练方法；根据不同患者的情况，制订个体训练计划。

（朱红华　黄治官）

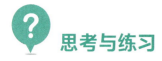
思考与练习

一、名词解释

1. 布罗卡失语

2. 韦尼克失语

3. 传导性失语

4. 遗忘性失语

5. 纯词聋

6. 纯词哑

二、填空题

1 流利性失语包括_____、_____、_____、_____。

2. 非流利性失语包括_____、_____、_____、_____。

3. 非流利性失语中听理解较好的是_____、_____，听理解较差的是_____、_____。

三、简答题

1. 应从哪些方面进行失语症的听理解训练？

2. 怎样对失语症患者进行口语表达训练？

第三章 | 语言发育迟缓

03章 数字内容

学习目标

1. 具有关爱患儿、为患儿身心障碍康复服务的职业意识及理念。
2. 掌握语言发育迟缓的评定及治疗方法,重点是 S-S 评价法和语言符号形式与指示内容关系的训练方法。
3. 熟悉语言发育迟缓的评定目的、程序、症状分类、康复治疗原则和注意事项。
4. 了解语言发育迟缓的概念、常见病因、临床表现。
5. 学会语言发育迟缓的评定及康复治疗。

导入案例

患儿,男性,3 岁。出生后一直活泼、聪慧,6 个月可独坐,1 岁多可独自行走,平时喜欢玩积木,喜欢与小伙伴玩耍,性格不孤僻。但有一点让其父母非常烦恼,那就是比别的孩子说话晚,2 岁才会喊"爸爸""妈妈",现在 3 岁多了才会说词语或很短的句子,稍微复杂一点的话就必须配以手势才能表达,有时因讲不清自己想说的话而急得面红耳赤,甚至发脾气。一开始父母以为其听力有问题而影响说话,但经过听力检查后发现患儿听力并没有问题。

请思考:

1. 除听力检查外,该患儿还应该进行哪些方面的评定?
2. 对此类儿童,应采取哪些方面的防治对策?

第一节 概　　述

一、语言发育迟缓的概念

语言发育迟缓是指由各种原因引起的儿童言语理解能力或口头表达能力明显落后于正常同龄人的发育水平。因此,若发现儿童有语言发育迟缓现象,应努力查找病因。儿童无明确原因而出现的语言发育明显延迟现象称为特发性语言发育障碍或发育性语言迟缓。语言发育迟缓多发生在 2～5 岁阶段。根据临床表现可分为发育性语言发育迟缓、模仿性语言发育迟缓和社会性语言发育迟缓三大类。

二、语言发育迟缓的常见病因

1. 智力发育迟缓　智力发育迟缓为主要病因,患儿的言语接受和表达均较实际年龄迟缓,在发育期间整体智力较正常平均水平有显著降低,并伴有适应性行为障碍。言语的接受(理解)迟缓,导致言语的发出(表达)也迟缓。

2. 听觉障碍　听觉发生障碍时,在无法充分接受言语刺激的情况下,要达成高度的言语发展是相当困难的。听觉障碍分为末梢性听觉障碍(听力损失)和中枢性听觉障碍。

3. 构音器官异常　构音器官异常是指以脑性瘫痪为代表的运动障碍性疾病以及以腭裂为代表的器质性病变等阻碍言语的表达,引起语言发育迟缓。

4. 言语环境不良　在儿童发育的早期,特别是在口语学习关键期 1～3 岁时,父母对儿童缺乏言语训练或较少与儿童用言语进行感情交流。

5. 交往障碍(孤独症等)　如果对作为言语交流对象的存在及语言刺激本身的关心不够,其言语发育必然会受到影响,最典型的即是自闭症。

6. 受语言学习限定的特异性障碍(发育性失语症及获得性失语症)　发育性失语症是指单纯性语言功能或能力的某一方面或全面发育迟缓。获得性失语症是指由于中枢神经系统损伤、发育不全或功能失调而造成对语言的理解与表达方面的障碍。两者在临床上不易明确诊断,因此包含在语言发育迟缓中。

三、语言发育迟缓的临床表现

1. 过了说话的年龄仍不会说话,说话晚或很晚。
2. 开始说话后,比正常儿童发展慢或出现停滞。
3. 虽然会说话,但不懂言语表情技巧,只会用词语,不会用句子交流。
4. 言语应用、词汇和语法应用均低于同龄儿童。

5. 回答问题反应差。

6. 言语理解和遵循指令均困难。

7. 口吃,音准差。

第二节　语言发育迟缓的评定

一、语言发育迟缓的评定目的

1. 主要目的是发现和确定患儿是否存在语言发育迟缓。

2. 语言发育迟缓属于哪一类型。

3. 语言发育迟缓与正常儿童相比处于哪一阶段。

4. 为制订或调整训练计划提供依据。

二、语言发育迟缓评定程序

语言发育迟缓的评定涉及学科及专业较多,基本程序如下:

1. 资料收集　对正确评价患儿言语现状、推测预后及采取训练方式很重要。

(1) 采集病史:现病史、既往史、家庭史、训练史及康复治疗等。

(2) 相关专业情况:儿科、耳鼻咽喉科、行为心理、教育等。

2. 评定　可掌握临床症状及推测预后。

(1) 语言行为的评定:大体上要从语义学、语法规则及语用学三个方面进行。在 S-S(sign-significate relations)语言发育迟缓评价法中,它们分别被称为基础过程、语言符号及交流态度(图 3-1)。

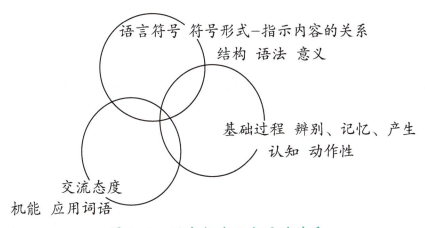

图 3-1　语言行为三方面的关系

(2) 其他相关评定:主要包括听力评定、皮博迪图片词汇测验(Peabody picture vocabulary test,PPVT)、伊利诺伊心理语言能力测验(Illinois test of psycholinguistic abilities,

ITPA)、韦氏学龄儿童智力检查修订版（WISC-R）、韦氏学龄前儿童智力量表（WPPSI）及构音障碍评定等。现在的听力筛查技术可以在婴幼儿出生后3天进行听力检测，在3个月内明确听力状况，并能在咿呀学语前（1岁内）进行听力康复，强化言语训练。

三、语言发育迟缓评定方法

国内尚缺乏专门针对儿童言语障碍的综合评价方法。S-S语言发育迟缓评价法由日本于1977年开始研制试用，1989年在日本广泛应用并取得较好效果。我国按照汉语的语言特点和文化习惯研制了汉语版S-S评价法，并于2001年正式应用于临床。通过此方法评价结果与正常年龄水平相比较，即可发现语言发育迟缓儿童。该评价法适用于5~6.5岁语言发育迟缓儿童，学龄前儿童获得性失语症也可以参考应用，不适于听力障碍所致的语言障碍。该评价法由三个方面组成，即语言符号－指示内容的关系、基础性过程和交流态度，以语言符号－指示内容的关系评价为核心。其比较标准分为以下五个阶段：

阶段1　对事物、事物状态理解困难的阶段。特点为：①对外界的认识尚处于未分化阶段，未获得语言；②无目的性对物品摇动、抓握、敲打、舔咬；③不能用某种手段表现出自己的要求；④常可见身体左右摇摆、旋转等；⑤出现反复的自我刺激行为。

阶段2　事物基本概念的形成阶段。与阶段1不同的是，阶段2对事物开始概念化，即能够根据常用物品的用途大致进行操作，也能够理解事物的状况。按水平由高到低，阶段2可分为三个亚项：①阶段2-1，事物功能性动作；②阶段2-2，匹配；③阶段2-3，选择。其中匹配与选择都是利用示范进行操作，因为检查顺序不同，对儿童来说意义也不同。

阶段3　事物的符号阶段，符号形式与指示内容关系出现分化。语言符号大致分为两个阶段，即手势语阶段（阶段3-1，手势符号阶段）和言语符号阶段（阶段3-2，又分为幼儿语阶段及成人语阶段）。阶段3-1可以通过他人的手势理解意思，还可以用手势向他人表达要求等；阶段3-2是将语言符号与事物相联系的阶段。

阶段4　组句、语言规则（非可逆态）阶段，能将某事物、事态用2~3个词组及连成句子表达。阶段4-1（两词句阶段）能理解或表达两个词句，如属性（大小）＋事物、属性（颜色）＋事物、主语＋宾语、谓语＋宾语。阶段4-2（三词句阶段）限定于两种形式，即主语＋谓语＋宾语，如妈妈亲宝宝；属性（大小）＋属性（颜色）＋事物，如小黄帽子、大红苹果等。

阶段5　能够理解三词句表现的内容，且能理解事实与语法规则的关系。与阶段4-2的三词句不同的是，阶段5所表现的情况为可逆的：阶段5-1为主动语态，如"猫追老鼠"；阶段5-2为被动语态，如"老鼠被猫追"。

四、语言发育迟缓的评定结果分析

检查结束后,综合各种信息进行分析,如对磁共振成像、CT 结果等进行评价、诊断;并把 S-S 法检查结果显示的阶段与实际年龄语言水平阶段进行比较,如低于相应阶段,可诊断为语言发育迟缓。年龄与 S-S 检查法的关系见表 3-1。

表 3-1 符号形式 - 指示内容的关系及年龄可通过阶段

年龄(岁)	阶段	内容
1.5 ~ 2.0	3-2	言语符号
2.0 ~ 2.5	4-1	主谓 + 动宾
2.5 ~ 3.5	4-2	主谓宾
3.5 ~ 5	5-1	语序规则
5 ~ 6.5	5-2	被动语态

根据交流态度语言发育迟缓分为 I 群(良好)和 II 群(不良);根据言语符号的掌握以及言语符号与动作性课题之间的关系,语言发育迟缓分为 A、B、C 三个主群,但这种分群并非一成不变:A 群,又分为 A_a 及 A_b 两个亚群,为言语符号未掌握;B 群,为言语表达困难;C 群,又分为 C_a、C_b、C_c、C_d 四个亚群,为比实际年龄迟缓。语言发育迟缓的症状分类见表 3-2。

表 3-2 语言发育迟缓的症状分类

阶段	内容
第 1 阶段	对事物事态理解困难,能注意事物及他人的行动或声音,对外界刺激能主动反应(如动作);但对特定事物不能理解,如不能区别食物和非食物,非食物也放入口中
第 2 阶段 事物的基础概念	可以理解日常生活中出现或存在的事物之间的相互关系,如爸爸拿出香烟,患儿则递上火柴。但对符号的理解和使用较为困难 能用电话玩具模仿打电话,但当你说"电话是这个吗?"边问边指电话时,患儿不懂你指的电话是"电话"一词
第 3 阶段 事物的符号	能区分符号及其所指的物品(符号和物品对应关系的建立),能理解符号的意义,如手势、幼儿语、拟声、拟态语等。例如,把电话筒放到耳边,或根据声音能选择电话玩具

阶段	内容
第4阶段 词句、主要因素	能以幼儿语的方式理解由词语连接成的词组,这时必须从发育的观点观察患儿对汉语词组的理解情况。例如,患儿可理解"电话""女孩""狗看人",但不能说
第5阶段 词句、组句	能以成年同样的理解水平理解,按语法规律组成词组(句子)。可理解简单句和复杂句,如"一个人在看电视""一个人吃完饭后看有趣的电视节目"

注:以正常儿童语言发育阶段作为标准。

第三节　语言发育迟缓的康复治疗

一、语言发育迟缓的治疗原则

1. 以所评定的语言发育状况为治疗的出发点　注意:①在同一阶段内横向扩展,即患儿通过学习已掌握了某一阶段的部分内容,则可以学习这一阶段其他尚未掌握的内容,并以此为基础,逐渐扩展本阶段的学习内容。②向下一阶段水平纵向提升,如通过横向扩展训练患儿已经完成并达到目标,则训练转向以提高下一阶段的能力为目标。例如,阶段3-1手势符号的学习已有成效,则可以提高到3-2阶段内容学习。

2. 改善患儿的言语环境　治疗是一个动态且持续进行的过程,训练并不限于在治疗室或教室内进行,只要有人际互动时,任何时间、地点均可进行。

3. 治疗是双向的过程　治疗师通过示范及扩展患儿的反应,促发患儿学习;另一方面,应创造条件让患儿在开放而包容的环境中主动使用、练习新的言语形式。要去除、减少、补偿与言语有关联的不良因素。

4. 家庭在言语治疗中占有重要的地位　父母应该多给患儿以言语交流的机会,激发患儿说话的欲望;应鼓励、指导父母把患儿的言语训练结合到日常生活活动中,使患儿能够在日常生活中应用。

5. 个性化训练,循序渐进　没有千篇一律的训练方法,每个患儿都有自己的优缺点,训练计划和方法也应因人而异。

二、语言发育迟缓的治疗方法

语言发育迟缓的治疗目标:改变或消除基本缺陷,使之达到正常水平;教会患儿特别的言语行为,改善异常情况,使其尽量正常化;提供补偿性的策略学习言语及沟通技能。

可采取以下治疗方法：

（一）语言符号形式与指示内容关系的训练

1. 阶段1　训练时利用各种方法，结合玩具等患儿感兴趣的教具，使其能充分注意外界的人与物的存在。

（1）注意力的训练：如用能发出声音的玩具车等先引起患者的注视，然后训练其对活动事物的持续注意能力。

（2）对事物持续记忆的训练：如将患儿正在玩的玩具放在毛巾下或箱子中，让其寻找。

（3）促进视线接触的游戏：如举高、团团转、逗笑等，通过游戏增加患儿与他人的视线接触，促进意识传递方法的学习。

（4）事物的操作训练：从触摸、抓握等单一的操作，发展到敲打、拿出等复杂的操作，可利用各种玩具训练，如搭积木、投环、击鼓等。

2. 阶段2　训练患者能对常见事物有基本的理解，具有事物的匹配、选择能力，并能听懂事物的名称和要求。

（1）事物基础概念的学习训练：通过模仿，让患儿懂得身边的日常用品（帽、杯、电话等）的用途。

（2）匹配训练：呈现2个以上的示范项，患儿就手上的1个物品与示范项中的某一个相关物品进行匹配。

（3）选择训练：呈现1个示范项，给患儿2个以上的选择项物品，针对示范项，让患儿在选择项中作出合适的选择。

3. 阶段3　训练顺序为：符号形式获得→言语理解→言语表达。

（1）手势符号训练

1）情景手势符号训练：在日常情景及训练的游戏中促进和强化，如在与人告别时挥手表示"再见"，让患儿先观看手势，然后模仿；从模仿逐渐进入自发产生阶段。

2）事物和物品之间关系的手势符号训练：利用仿真娃娃进行训练，把仿真娃娃放于被训练患儿面前，将帽子、袜子、手套放于娃娃面前，治疗师拍打玩具娃娃的头部，再拍打自己的头部，然后说"帽子"，帮助或诱导患儿选择帽子。袜子、手套用同样方法进行。

3）手势符号促进语言符号的训练：利用日常生活中出现的场景或治疗室设置的场景，结合患儿的行为进行，治疗室既给予言语刺激，同时又给予手势符号，让患儿模仿手势符号，并将此手势符号固定下来作为此行为及要求的手势符号。也可利用手势符号作为媒介进行短句练习，如"扔掉废纸"，治疗师拿着废纸走到纸篓前将其扔掉，然后让患儿模仿，并将此短句的顺序固定下来。

（2）语言符号训练：开始时可在患儿面前放2~3种物品的图片，治疗师说出物品的名称，让患儿选择，采取用手指指认或拿起图片进行听理解训练；然后根据患儿进步的情况（注意与记忆），增加训练图片的数量至3~4或6~9种。

语言符号的口语表达训练:表达训练是与语言符号训练同时进行的,对能模仿语言的患儿,应促进其主动口语表达。

（3）扩大词汇量训练:包括名词、动词和形容词的分化与扩大训练。如学习动词"坐":①患儿游戏时,治疗师可在旁边做体态语符号(坐在椅子上)和说成人语"坐",让患儿模仿体态语并引导语言表达。②治疗师做"坐"的体态语,把椅子放于患儿面前。③治疗师发出成人语"坐",并训练患儿体态语表达。④治疗师做体态语,并询问"我在干什么呀?",鼓励患儿用语言表达。⑤反复训练,鼓励患儿在日常生活中用语言(成人语)表达要求。

4. 阶段4 两词句的语句训练,如训练"大小＋事物",可选用不同大小的鞋和帽子的图片各5张进行训练:①在患儿面前放同一事物同一颜色不同大小的两张图片,治疗师问"哪个是大帽子?""哪个是小帽子?",让患儿选择,以确定其理解语句的能力。②并列摆放相同颜色不同大小的鞋和帽子的4张图片作为示范图,用"大的鞋""小的帽子"等言语让患儿选择相应的图片。③互动游戏:治疗师与患儿交换位置,患儿用语言发出指令,治疗师选择相应的图片。三词句的语句训练,如"哥哥吃西瓜"训练中注意训练语法规则,患儿不能表达为"西瓜吃哥哥"。综上所述,词句的图卡理解训练可从四选一逐渐过渡至八选一,并注意图片放置的顺序。

5. 阶段5 例如,句子"猫追老鼠":①在患儿面前放一张"猫追老鼠"的大图卡,让其注意观察大图卡中动物位置关系。②治疗师将图按"猫"＋"老鼠"的顺序从左到右排列,并让患儿注意小动物各自的位置,然后让其练习排列顺序。③训练患儿口语表达句子,在此基础上训练中可多采用有连词、介词句子,并鼓励患儿在日常生活中应用已学会的句子。综合练习可用从易到难的看图说话图卡训练。

（二）游戏治疗

游戏治疗可以使语言发育迟缓的患儿表现出较多有利于社会交往的行为,提高与他人交往的主动性,学习一些基本的社会交往技巧。游戏治疗可在资源教室进行,每周1~2次,30min/次,2个月进行9次治疗。治疗师在进行游戏治疗前应跟踪观察患儿1周,时间从患儿上午进入幼儿园到下午离开,并与患儿一同游戏。治疗时应注意:①良好的关系对游戏治疗获得成效具有重要意义,在第3次游戏治疗时患儿就应与治疗师建立起良好的关系,能够很快地接受治疗师的引导。②角色游戏是虚构性和真实性的独特结合,对改善患儿社会交往具有重要作用。③选择固定的时间对游戏治疗有重要影响,治疗中要有严格的时间表,在固定时间内做这一时间应做的事。④相对固定的游戏伙伴有助于团体游戏治疗的进行。⑤有效的治疗技术是游戏治疗实施的有效保障,应用心理治疗中的共情技术可以使患儿感受到治疗师的接纳和关心。

（三）家庭环境调整

学习语言的过程与生活环境分不开。语言环境调整的根本目的在于改变不适合患儿学习语言的不良环境,从而改善其语言学习状况。大部分语言发育迟缓患儿在学习语言时还表现出许多幼儿的特征,所以家长要考虑适合他们的训练方法,调整相应的语言环境:①改善家庭内外的人际关系,创造一个和谐、温暖、健康的家庭生活环境。②培养健康的性格、良好兴趣和交往态度。③改善教育方法。④帮助改善交往态度、社会关系和行为习惯。

(四)注意力的训练

用带有声音的各种玩具和教具进行听觉注意训练,如带有声音的仿真水果、蔬菜、小动物等;使用彩色小球、照镜子游戏、钓鱼游戏、穿珠珠游戏等开展视觉注意训练;通过儿童触摸物品或玩具,完成对于事物变化的过程所进行的触觉注意训练;通过游戏完成记忆与记忆的转化训练,如放图形游戏、认颜色游戏、找物游戏等。

(五)交流态度与交流能力的训练

交流训练不需要特殊教材,主要是根据患儿语言发育的水平选用合适的项目进行训练,充分引导患儿主动与人交流。可利用符号和指示内容关系的各个阶段设计训练内容。交流能力训练要根据语言发育的不同阶段进行不同的训练:

1. 语言前阶段　可采用快乐反应进行抚爱行为形成的训练,如举高高、团团转、逗笑、吹气等游戏导向患儿表现快乐反应的活动。

2. 词语水平阶段　用容易引起患儿兴趣的玩具,让其能很快理解操作和结果,如鼓槌敲敲、将小球放入小孔内等。

3. 语句水平阶段　尤其要在游戏和日常生活中交换使用身体动作或声音符号来表达自己的要求,如利用系列图片轮流看图说话、复述故事、故事接龙及角色扮演等活动。患者经过训练后仍不能形成使用语言符号表达时,可使用代偿性交流手段,如文字板、交流板等。

(六)文字训练

对于语言发育迟缓患儿,可将文字符号作为言语形成的媒介,尤其是文字符号有助于患儿想起音节。

1. 文字字形的辨别训练

(1)几何图形辨别:必须先能够辨别各种图形(10种以上),可用形状积木完成训练。

(2)单字字形的辨别:让患儿学习单个文字,如从数个文字中选出制订好的某个文字。最初可选择相似性低的文字,逐渐向相似性高的文字发展。

(3)词语水平的辨别:最初选择字形及字数相似性低的词语训练,让患儿先看字样,然后从2个字样的词语中选择,再进行相似性高的文字辨别训练,如小－小羊－毛巾。

2. 文字符号与字义的结合训练

(1)字－字匹配训练:给患儿一张文字图片,桌面放数张文字图卡,要求其将所拿文字图片与桌面上文字图片进行匹配。

(2)字－图选择训练:给患儿数张文字图片,桌面放一张有相应图案的图卡(示范项),进行文字的选择。

(3)字－图匹配训练:给患儿一张事物图片,桌面放数张文字图片,将事物图片与文字图片进行匹配。

3. 文字符号与声音符号的结合训练　在患儿面前放数张文字图卡,治疗师用声音语言说,让患儿指出相应的字词;再进一步让其指着图卡的每一个文字与治疗师一同朗读,促进声音语言的表达。对照事物图片,让患儿写出文字,然后用手势一边指着文字一边促进用语言发出信号,逐渐做到不看文字也能用语言表达。

三、语言发育迟缓治疗的注意事项

1. 进行一对一训练时,应在安静、宽敞、安全、充满患儿喜爱气氛的训练室中进行。

2. 集体训练可以在训练室内或室外进行,但要根据训练课题的要求选择合适的场地。

3. 使用的物品尽量放在治疗师手边,以方便完成课题内容。

4. 在训练时最好详细记录训练经过,及时检测训练计划的可行性、训练课题的难易度,及时改变刺激的条件、施行数目,以便尽快达到训练目标。

5. 一次的训练课题设定要注意课题项目的集中持续性,以 30～45min 设置 2～3 个训练课题为宜,每个课题施行 5～10 次,水平较低、病情较重的患儿可增加次数。

6. 根据患儿的言语发育水平、特点,对其语言、行为等以直接介入、直接训练为主。要注意评价结果和训练程序的一贯性,注意语言的三侧面(即形式性侧面－符号形式－指示内容关系、内容性侧面－基础性过程、功能性侧面－交流态度)。

本章小结　语言发育迟缓是儿童常见的功能障碍。S-S 评价法由三个方面组成,即语言符号－指示内容的关系、基础性过程和交流态度,以语言符号－指示内容的关系评价为核心。康复治疗人员应掌握相应的评定及康复治疗方法。

（温优良　王晓东）

思考与练习

一、名词解释

1. 语言发育迟缓

2. 发育性失语症

3. 获得性失语症

二、填空题

1. 语言发育迟缓的常见原因有_____、_____、_____、_____、_____、_____。

2. 语言发育迟缓的临床表现有_____、_____、_____、_____、_____、_____、_____。

3. 语言发育迟缓的评定目的有_____、_____、_____、_____。

三、简答题

1. 语言发育迟缓的治疗原则有哪些?

2. 如何制订语言发育迟缓的语言训练程序?

第四章 | 构音障碍

04章 数字内容

 导入案例

患儿,女性,4岁。足月剖宫产,出生体重4.8kg。出生时有病理性黄疸,曾行蓝紫光治疗数日后消退。1岁时仍不会爬行、独坐、独站及行走,能理解言语,可以发声,但不能说话。当地医院诊断为脑性瘫痪、运动功能障碍、言语功能障碍。言语检查:神清,合作,流涎,噘嘴、咂唇、示齿均不能,舌前伸不能过唇,左右摆动及上挑不能,鼓腮漏气,呕吐反射增强,最长发声时间仅1~2s,音质嘶哑,音量过低。

请思考:

1. 该患儿属于哪种言语障碍?
2. 该患儿应该如何进行言语功能训练?

第一节 概　　述

一、构音障碍的概念

正常的构音是指自肺产生的气流经过声带的振动后,经由唇、舌、牙、上腭、咽喉等构音器官的摩擦或者阻断等动作发出语音的过程。

构音障碍是由于神经肌肉病变,导致与言语有关的肌肉麻痹、收缩力减弱或运动不协调所致的言语障碍。主要表现为发音、共鸣、韵律等方面的异常,具体表现在发声困难,发音不准,咬字不清,音响、音调、语速、节律等异常和鼻音过重等言语听觉特征的改变。构音障碍仅表现为言语输出最后阶段的障碍,词义和语法一般正常。构音障碍可以单独发生,也可以与其他障碍同时存在,如构音障碍合并失语症,构音障碍部分患者伴有咀嚼、吞咽和控制流涎困难。

构音障碍患者具有言语交流所必需的言语符号系统,具有言语的形成、理解能力,但因神经肌肉病变等不能形成清晰的言语,从而影响言语交流。

二、构音障碍的常见病因

临床上构音障碍极为常见,可见于脑血管意外、脑肿瘤、脑瘫、肌萎缩侧索硬化、重症肌无力、小脑损伤、帕金森病、多发性硬化等。也有学者认为,构音障碍的发生与个体成长所处的言语环境复杂有关,如在言语形成阶段被多语种、多方言干扰等。

三、构音障碍分类及言语症状

(一)运动性构音障碍

运动性构音障碍又称中枢性构音障碍,是指由于参与构音的相关器官的神经肌肉系统疾病所致的运动功能障碍,如言语肌肉麻痹、收缩力减弱和运动不协调等。

运动性构音障碍根据神经解剖和言语声学特点分为 7 种类型(表 4-1)。

表 4-1　运动性构音障碍分类

分类	常见病因	言语症状
痉挛型构音障碍	(中枢性运动障碍)脑血管病、假性延髓麻痹、脑瘫、脑外伤、脑肿瘤、多发性硬化	说话缓慢费力,发音不准,鼻音过重,缺乏音量控制,语音语调单调,元音和辅音歪曲,伴话语短和面部表情改变
迟缓型构音障碍	(周围性运动障碍)脑神经麻痹、延髓麻痹、肌肉本身障碍、进行性肌营养不良、外伤、感染、循环障碍、代谢和变性性疾病	不适宜的停顿,气息音,辅音错误,鼻音减弱,低音量

分类	常见病因	言语症状
运动失调型构音障碍	(小脑系统障碍)肿瘤、多发性硬化、酒精中毒、外伤	元音、辅音歪曲较轻,主要以韵律失常为主,声音的高低强弱呆板震颤,初始发音困难,声音大,重音和语调异常,发音中断明显
运动过强型构音障碍	(锥体外系障碍)舞蹈病、肌阵挛、手足徐动	元音、辅音歪曲,失重音,不适宜的停顿,费力音,发音强弱急剧变化,鼻音过重
运动过弱型构音障碍	(锥体外系障碍)帕金森病	发音为单一音量、单一音调,重音减少,有呼吸音或失声现象
混合型构音障碍	(运动系统多重障碍)肌萎缩侧索硬化、多发性硬化、肝豆状核变性	肌萎缩侧索硬化:主要表现为鼻音化构音、气息音,言语速度减慢,舌的力量降低,音节的重复速度减慢 多发性硬化:主要表现为音量控制失常,嗓音嘶哑费力,不适宜的音量控制,发音歪曲,不同程度的鼻音化构音,重音过强或语调平直 肝豆状核变性:主要表现为音量单一,音调单一,不适宜的停顿,发音急促和费力,鼻音化构音,辅音歪曲,言语速度减慢和发音延长
单侧上运动神经元损伤型构音障碍	大脑单侧上运动神经元损伤	辅音发音不清,不规则的发音停顿,语速慢,粗糙或费力音,轻度鼻音化,部分语速快,过度重音或缺少重音变化,音量变低,部分严重患者合并失语症、失用症

(二)器质性构音障碍

器质性构音障碍是由于构音器官的形态异常导致功能异常而出现的构音障碍。造成构音器官形态异常的原因有:①唇腭裂;②面裂畸形;③咬合异常;④外伤致构音器官形态及功能异常;⑤神经系统疾病致构音器官麻痹;⑥先天性腭咽闭合不全;⑦巨舌症。其中最具代表性的为唇腭裂。

器质性构音障碍的主要言语症状见表4-2。

表 4-2　器质性构音障碍的主要言语症状

分类	语音特点	检查音
声门爆破音	语音清晰度低,在发某些辅音时,声音似从咽喉部硬挤出,如发"ka"时,只能听到"a"	"pa""ta""ka""chi""chi""c"
喉摩擦音	发音时舌根和咽喉摩擦形成,舌尖运动不明显	"s""ci""t""d"
咽喉爆破音	语音清晰度低,发音几乎是通过舌根和咽后壁的闭锁和开放来完成	"k""g"
腭化构音	发音时患者舌背呈卷曲状,摩擦音、鼻音等可出现腭化构音,如发"猜一猜"等语句时常听到异常语音	"k""g""c"
侧化构音	气流从患者口腔的一侧或两侧流出,如把"ki"发成"gi",并听到气流杂音	"i""sa""za""j"
鼻腔构音	发音时构音点在鼻腔,如把"gu"发成"ku"。在发声时堵住鼻孔就难以发出声音	"i""u"

(三)功能性构音障碍

功能性构音障碍即构音器官无形态异常和运动功能异常,听力水平正常,言语发育已达到 4 岁以上水平,构音错误已固定化,但找不到原因。功能性构音障碍可能与言语的听觉分辨、语音分辨能力、认知因素有关,大多数患者通过构音训练可痊愈。功能性构音障碍的言语症状如下:

(1)在正常言语发育中见到构音错误,如"k"-"t""g"-"d"等位置替代。

(2)"zh""ch""sh"发成"z""c""s",如把"知"发成"滋","吃"发成"次","是"发成"四"。

(3)声母、韵母的歪曲、省略。

(4)鼻腔构音:用舌背闭锁口腔,从鼻腔发出气流和声音,如"i""u"等。构音障碍的病情取决于神经病学状态和进展情况,言语肌群运动的速度、力量、范围、方向和协调性是患者言语是否清晰的关键。双侧皮质下和脑干损伤、退行性疾病如肌萎缩侧索硬化等预后最差。脑瘫患者如有频繁的吞咽困难和发音不良,预后亦较差。如果言语肌群严重受损,不能产生任何可被理解的语音,称为呐吃。这种患者用言语进行交流十分困难,多采用书写方式与他人进行交流和沟通。

第二节　构音障碍的评定

构音障碍评定的方法种类较多,本节主要讲述中国康复研究中心构音障碍评定法。此方法由两部分组成:一部分是构音器官检查,包括呼吸、喉、面部、口、硬腭、舌、下颌、反射等功能检查;另一部分是构音评定,包括会话、词语检查、音节复述检查、文章水平检查和构音类似运动检查。该方法对评定构音障碍的有无、程度、分类和治疗有明显的指导意义。

一、构音器官检查

构音器官检查开始前,应向患者解释检查目的,按构音器官检查记录表(表4-3)和构音器官检查方法(表4-4)进行。

表4-3 构音器官检查记录表

Ⅰ.呼吸

1. 呼吸类型:胸腹__胸__腹__　　2. 呼吸次数:____次/分　　3. 最长呼吸时间:____秒

4. 快呼气:能__不能__

Ⅱ.喉功能

1. 最长发音时间:__秒

2. 音质、音调、音量

a. 音质异常__	b. 正常音调__	c. 正常音量__	d. 总体程度__	e. 吸气时发声__
嘶哑__	异常高调__	异常过高__	气息声__	无力声__
震颤__	异常低调__	异常过低__	费力声__	粗糙声__

3. 音调、音量匹配

a. 正常音调__	b. 正常音量__
单一音调__	单一音量__

Ⅲ.面部

a. 对称__　不对称__　b.麻痹(R/L)__　c.痉挛(R/L)__　d.眼睑下垂(R/L)__

e. 口角下垂(R/L)__　f.流涎__　g.怪相:__扭曲__抽搐__　h.面具脸__　i.口式呼吸__

Ⅳ.口部肌肉

1. 噘嘴__	2. 咂唇__	3. 示齿__	4. 唇力度__
a. 缩拢范围正常__	a. 力量正常__	a. 范围正常__	a. 正常__
缩拢范围异常__	力量减低__	范围缩小__	减弱__
b. 对称缩拢__	b. 口角对称__		
不对称缩拢__	口角不对称__		

Ⅴ. 硬腭

a. 腭弓正常__   高窄腭弓__   b. 新生物__   c. 黏膜下腭裂__

Ⅵ. 腭咽机制

1. 大体观察	2. 软腭运动	3. 鼓颊	4. 吹
a. 正常软腭高度__ 软腭下垂(L/R)__	a. 中线对称__ b. 正常范围__ 范围受限__	a. 鼻漏气__ 口漏气__	a. 鼻漏气__ 口漏气__
b. 分叉腭垂(L/R)__			
c. 正常扁桃体__ 肥大扁桃体__	c. 鼻漏气__		
d. 节律性波动__ 或痉挛__	d. 高鼻腔共鸣__ 低鼻腔共鸣__ 鼻喷气声__		

Ⅶ. 舌

1. 外伸	2. 舌灵活度	3. 舔唇左右侧
a. 正常外伸__ 偏移(L/R)__	a. 正常速度__ 速度减慢__	a. 充分__ 不充分__
b. 长度正常__ 外伸减少__	b. 正常范围__ 范围减小__	
	c. 灵活__ 笨拙__ 扭曲__	

Ⅷ. 下颌

1. 颌张开闭合

a. 正常下拉__ 异常下拉__	b. 正常上抬__ 异常上抬__	c. 不稳定扭曲__ 或张力障碍性运动__	d. 下颌关节杂音__ 膨出运动__

2. 咀嚼范围

a. 正常范围__
   减少__

Ⅸ. 反射

1. 角膜反射__	2. 下颌反射__	3. 眼轮匝肌反射__
4. 呕吐反射__	5. 缩舌反射__	6. 口轮匝肌反射__

表 4-4　构音器官检查方法

用具	检查者指令	方法及观察要点
Ⅰ.呼吸(肺)		
无	"坐正,两眼往前看"	患者的衣服不要过厚,以便观察呼吸的类型:胸式、腹式、胸腹式。如出现笨拙、费力、肩上抬,应记录
无	"请你平静呼吸"	检查者坐在患者后面,双手放在患者胸和上腹两侧感觉呼吸次数。正常人 16~20 次/min
无	"请你深吸气后,以最慢的速度呼气"	用放在胸腹的手感觉患者是否可慢呼气及最长呼气时间,同时看表记录时间;呼气时发"f""s"
无	"请你用最快的速度吸一口气"	仍用双手放在胸腹部感觉
Ⅱ.喉功能		
无	"深吸一口气,然后发'啊',尽量平稳发出,尽量长"	不要暗示出专门的音调、音量,按评定表上的项目评定,同时记录时间,注意软腭上提、中线位置。观察要点: a. 正常或嘶哑,气息声急促、费力声、粗糙声及震颤 b. 正常或异常音调,低调 c. 正常或异常音量 d. 吸气时发声
无	"请和上我唱的每一个音"	随着不同强度变化发出高音和低音,评定患者是否可以和上,按表上所列项目评定
Ⅲ.面部		
无	"请看着我"	这里指的是整个脸的外观。脸的绝对对称可能不存在,不同的神经肌肉损伤可具有不同的面部特征:①正常或不对称;②单侧或双侧麻痹;③单侧或双侧痉挛;④单侧或双侧下垂;⑤单侧或双侧口角下垂;⑥流涎;⑦扭曲、抽搐、鬼脸;⑧面具脸;⑨口式呼吸
Ⅳ.口部肌肉检查		
无	"看着我,像我这样做"(同时示范缩拢嘴唇的动作)	评定嘴唇:a. 正常或范围缩小 　　　　　b. 正常或不对称
无	"闭紧嘴唇,像我这样(示范 5 次)。准备,开始"	评定嘴唇:正常或接触力量降低(上下唇之间)

用具	检查者指令	方法及观察要点
Ⅳ. 口部肌肉检查		
无	"像我这样示齿"(示范2次)	观察要点:a. 正常范围或范围减小 b. 口角对称或偏移
带绒线的纽扣	"请张开嘴,把这个纽扣含在唇后,闭紧嘴唇,看我是不是很容易把它拉出来"	把指套放在纽扣上,把纽扣放在患者唇后、门牙之前,患者用嘴唇含紧纽扣后,拉紧线绳,逐渐增加力量,直到纽扣被拉出或显出满意的阻力: a. 正常唇力 b. 减弱
Ⅴ. 硬腭		
指套、手电筒	"头后仰,张口"	把指套戴在一只手的示指上,用另一只手打开手电筒照在硬腭上,从前到后、侧面及四周进行评定,用示指沿中线轻摸硬腭,先由前到后,再由左到右。观察要点: a. 正常腭弓或高窄腭弓 b. 异常生长物 c. 皱褶是否正常 d. 黏膜下腭裂
Ⅵ. 腭咽机制		
手电筒	"张开口"	照在软腭上,在静态下评定软腭的外观及对称性。观察要点: a. 正常软腭高度或异常软腭下垂 b. 分叉腭垂 c. 正常大小,扁桃体肥大或无腭扁桃体 d. 节律性波动或痉挛
手电筒和小镜子	"再张开嘴,尽量平稳、尽量长地发'啊'(示范至少10s),准备,开始"	照在软腭上,评定肌肉的活动,并把镜子或鼻息镜放在鼻孔下。观察要点: a. 正常中线无偏移或单侧偏移 b. 正常或运动受限 c. 鼻漏气 d. 高鼻腔共鸣,低鼻腔共鸣,鼻喷气

用具	检查者指令	方法及观察要点
Ⅵ. 腭咽机制		
小镜子和鼻息镜	"鼓起腮,当我压迫时不让气体从口或鼻子漏出"	把拇指放在一侧面颊,把中指放在另一侧面颊,然后两侧同时轻轻施加压力,把鼻息镜放在鼻孔下。观察要点:鼻漏气或口漏气
气球和镜子	"努力去吹这个气球"	当患者企图吹气球时,把镜子放在鼻孔下。观察要点:鼻漏气或口漏气
Ⅶ. 舌		
无	"请伸出你的舌头"	评定舌外伸活动: a. 正常外伸或偏移 b. 正常或外伸或缩短,如有舌肌萎缩、肿物或其他异常,应记录
无	"伸出舌,尽量快地从一侧向另一侧摆动(示范至少3s),开始"	评定速度、运动状态和范围: a. 正常或速度减慢 b. 正常或范围受限 c. 灵活、笨拙、扭曲或张力性障碍
无	"伸出舌,舔嘴唇外侧及上下唇"(示范至少3次)	观察要点:活动充分、困难或受限
Ⅷ. 下颌(咀嚼肌)		
无	"面对我,慢慢地尽量张开嘴,然后像这样慢慢闭上(示范3次),准备好,开始"	把一只手的示指、中指和无名指放在颞颌关节,评定下颌的运动是否沿中线或有无异常的下颌运动。观察要点: a. 正常或异常的下颌下拉 b. 正常或偏移的下颌上抬,以及不自由的张力障碍性运动弹响或异常突起
Ⅸ. 反射		
细棉絮	"睁眼,被检查的眼向内上方注视"	用棉絮从旁边轻触角膜引起眼睑急速闭合,刺激后闭合为直接角膜反射,同时对侧眼睑闭合为间接反射: 被检侧消失,直接反射(+) 对侧消失,间接反射(+) 反射类型:一侧三叉神经疾病 患侧直接反射(+) 间接反射(-) 反射类型:一侧面神经麻痹

用具	检查者指令	方法及观察要点
IX. 反射		
叩诊锤	"下颌放松,面向前方"	将左手拇指轻放于下颌牙裂上,右手持叩诊锤轻叩拇指,观察有无反射及强弱程度:轻度咬肌收缩或明显收缩为阳性,无咬肌收缩为阴性
叩诊锤	"双眼睁开向前看"	用叩诊锤轻叩眼眶,两眼轻闭或紧闭为阳性,无闭眼为阴性,左右有差异要记录
长棉棒	"仰起头,尽量张开嘴"	用长棉棒轻触腭咽弓周围,呕吐反应为阳性,无呕吐反应为阴性
纱布块	"伸出舌"	用纱布握住舌体突然向前拉舌,舌突然后缩为阳性,无后缩为阴性
叩诊锤	"口部放松"	轻叩唇周,向同侧收缩为阳性,不收缩为阴性,需要注明左右(L/R)

二、构 音 评 定

构音评定是以普通话语音为标准音,结合构音类似运动对患者的各个言语水平及其异常的运动障碍进行系统评定,从而找出患者言语中存在的问题,并根据评定结果制订康复计划、评价治疗效果。检查范围及方法如下:

1. 会话　通过询问患者的姓名、年龄、职业和发病情况等,观察患者是否可以发声、讲话,音量、音调变化是否清晰,有无气息声、粗噪声、鼻音化、震颤等。一般 5min 左右即可,需要录音。

2. 词语检查　由 50 个词语组成,根据词语的含义制成 50 张图片,将图片按记录表中的顺序排好。表中的所有词语和文章等检查项目及记录均用国际音标,无法记录的要尽量用文字描述。检查时首先向患者出示图片,患者根据图片的内容命名,不能自述的采用复述引出,边检查边将检查结果记录在表上。

对于正确、置换、省略、歪曲等标记符号和描述方法见表 4-5。

表 4-5　构音障碍记录方法

表达方式	判断类型	标记
自述,无构音错误	正确	○(画在正确词语上)
自述,无歪曲但由其他音替代	置换	—(画在错误音标下)
自述,省略,漏掉音	省略	/(画在省略的音标上)

表达方式	判断类型	标记
自述,与目的音相似	歪曲	△(画在歪曲的音标上)
说出哪个音节	歪曲严重,无法判断	×(画在无法分辨的音标下)
复述引出		( )(画在患者复述出的词上)

3. 音节复述检查　根据普通话发音设计,共140个音节,均为常用音节。目的是在患者复述时注意异常构音运动的同时观察发音点,发现患者的构音特点及规律。

方法:治疗师念一个音节,患者复述,标记方法同词语检查,同时把患者异常的构音运动记入构音操作栏,确定其发声机制。

4. 文章水平检查　通常选用的文章是一首儿歌,有阅读能力者自己朗读,不能朗读者由治疗师领读,患者复述,记录方法同前。在限定连续的言语活动中观察患者的音调、音量、韵律、呼吸。

例:冬天到,冬天到,北风吹,雪花飘,

小朋友们不怕冷,排起队来做早操,

伸伸臂,弯弯腰,锻炼锻炼身体好。

5. 构音类似运动检查　依照普通话的特点,选用有代表性的15个音的构音类似运动,如"f/f""p/b""p′/p""m/m""s/s""t/d""t′/t""l/l""k/g""k′/k""x/h"等(注:/前的为国际音标,/后的为汉语拼音,下文相同)。

方法:治疗师示范,患者模仿。观察患者并在结果栏标出能与不能。

6. 结果分析　将前面词语、音节、文章、构音运动检查发现的异常分别记录,加以分析,确定类型,共9个栏目。分别说明如下:

(1)错音:发什么音出现错误,如"p/b""p/p""k/g"。

(2)错音条件:在什么条件下发成错音。

(3)错误方式:所发成的错音方式异常。

(4)一贯性:包括发声方法和错法。

(5)发声方法:发音错误为一贯性的以"+"表示,非一贯性的以"-"表示。

(6)错法:错误方式与错音是一致的以"+"表示,不一致的以"-"表示。

(7)被刺激性:以音节或音素形式进行提示,能纠正构音错误的为有刺激性,以"+"表示;反之,为无刺激性,以"-"表示。

(8)构音类似运动:可以完成以"+"表示,不能完成"-"表示。

(9)错误类型:经前面检查分析,根据异常特点从当前26种类型的构音障碍中选择一项或几项相符类型填入结果分析表的错误类型栏内。

7. 总结　归纳分析患者的构音障碍特点,结合构音运动和训练计划进行总结。常见的构音异常见表4-6。

表 4-6　常见的构音异常

错误类型	举例	说明
省略	布鞋"buxie"	物鞋"wuxue"
置换	背心"beixin"	费心"feixin"
歪曲	大蒜"dasuan"	类似"大"中"d"的声音,并不能确定为置换的发声
口唇化		相当数量的辅音发成"b""p""f"的音
齿背化		相当数量的音发成"z""c""s"的音
硬腭化		相当数量的音发成"zh""ch""sh"和"j""q""x"的音
齿龈化		相当数量的音发成"d""t""n"的音
送气音化	布鞋"buxie" 大蒜"dasuan"	铺鞋"puxie",将多数不送气音发成送气音 踏蒜"tasuan"
不送气化	踏"ta"	大"da"
边音化		相当数量的音发成"l"的音
鼻音化	怕"pa"	那"na"
无声音化		发音时部分或全部音只有构音器官的运动但无声音
摩擦不充分	发"fa"	摩擦不充分而不能形成清晰的摩擦音
软腭化		齿背音,前硬腭音等发成"g""k"的音

三、构音障碍评定程序

(一)评定目的
1. 判定构音障碍的有无、种类和程度。
2. 推定原发疾病及损伤部位,评定结果可作为制订治疗计划的依据。

(二)评定顺序
评定包括构音器官评定和构音评定两部分。一般先做构音器官评定,后做构音评定。

(三)评定内容
1. 构音器官评定

(1)目的:通过构音器官的形态和粗大运动检查,确定构音器官是否存在器官异常和运动障碍。常需要结合医学、实验室检查、言语评定才能作出诊断。另外,病史、听觉和整个运动功能的检查可为准确诊断提供依据。

(2)范围:包括肺(呼吸情况)、喉、面部、口部肌肉、硬腭、腭咽机制、舌、下颌和反射九个方面。

(3)用具:压舌板、笔式手电筒、长棉棒、指套、秒表、叩诊锤、鼻息镜等。

（4）方法：在观察安静状态下构音器官的同时，通过指示、模仿，使患者做粗大运动并对以下方面做出评定：

1）部位：了解构音器官哪个部位存在运动功能障碍。

2）形态：确认各构音器官的形态是否异常。

3）性质：确认构音器官异常是中枢性、周围性还是失调性。

4）程度：判定构音器官异常的严重程度。

5）运动速度：确认是单纯运动还是反复运动，是否速度低下或有无节律变化。

6）运动的力：确认构音器官肌力是否低下。

7）运动范围：确认构音器官运动范围是否受限，协调运动控制是否低下。

8）运动的精确性、圆滑性：可通过构音器官协调运动和连续运动判断。

（5）检查说明：每项检查前应向患者解释检查目的，按构音器官检查记录表和构音器官检查方法的要求记录。

2. 构音评定

（1）房间设施要求

1）房间应安静，与外界隔音，色彩不可过于丰富，没有可能分散注意力的物品。

2）光线充足，通风良好，有冷暖设施，放置两把无扶手椅和一张训练桌。

3）患者座椅的高度以检查者与患者处于同一水平为宜。

4）检查时，检查者与患者一般隔着训练台相对而坐，也可以让患者坐在训练台的正面，检查者坐在侧面。

5）为避免患者分散注意力，除年幼儿童或有极其严重的亲属依赖症状者，评估室内不得有患者亲属或护理人员陪伴。

（2）检查用具：词语检查用图卡 50 张，记录表、压舌板、消毒纱布、卫生纸、吸管、鼻息镜、录音机。上述检查物品应放在一清洁箱内。

（3）检查范围：包括会话检查、词语检查、音节复述检查、文章水平检查和构音类似运动检查五个方面。

第三节　构音障碍的康复治疗

一、构音障碍的治疗原则

1. 训练时必须根据个体构音器官及构音评定结果，对患者进行有针对性、有目的性、详细而周密的构音障碍训练，并根据训练进展情况及时调整训练内容和方法。

2. 训练遵循循序渐进、由易到难的原则。制订计划时训练难度应适中，难度过高或过低都会影响训练效果，训练内容要尽可能与患者的生活、年龄、认知水平等相匹配，注意趣味性。

3. 治疗师与患者之间要建立互相信任的关系。

4. 注意使用强化等行为激励方法。

二、构音障碍的治疗方法

构音障碍治疗的目的是改善患者构音器官的运动功能，促使患者能说话。治疗一般按呼吸、喉、腭和腭咽区、舌体、舌尖、唇、下颌运动的顺序进行。治疗时要求室内安静，温度适宜，无外界干扰。治疗时的言语要缓慢，语调平稳，声调要低，保持平静、松弛的气氛。治疗多采用一对一治疗。一般情况下一次治疗以 30min 为宜。

（一）放松训练

痉挛型构音障碍患者通常存在咽喉肌紧张，并且肢体肌肉张力也增高。通过放松肢体的肌紧张，可以使患者咽喉肌群相应放松，在帮助构音改善的同时可以调整患者的情绪。放松部位主要有足、腿、臀部的放松，腹胸和背部的放松，手和上肢的放松，肩、颈和头部的放松。

放松训练的目的是鼓励患者通过自身各部位的紧张与放松的对比体验松弛感。这些活动不必严格遵循固定顺序，可根据患者的情况把较多的时间用在某一部位的活动上。如果患者在治疗室掌握了放松的技巧并能在家中继续练习，则非常有益。当患者有进步时，应鼓励患者用适当的时间做选择性的放松活动，如看电视或躺在床上时做放松活动。

（二）呼吸训练

呼吸气流的量和呼吸气流的控制是正确发声的基础，呼气的适当控制是正确发声的关键，不改善呼吸控制能力就不能改善发音。建立规则可控的呼吸，能为发声、发音动作和韵律练习打下坚实的基础。呼吸是构音的动力，必须在声门下形成一定的压力才能产生理想的发音和构音。

1. 调整坐姿　做到躯干挺直，双肩水平，头部中立位。如果患儿年龄小不能坐稳，可放入坐姿矫正椅中，四周用毛巾垫好，尽量使患儿保持正确的体位进行训练。如果患儿呼气时间短，可采取卧位训练。训练时间根据患者的需要及耐受决定。

2. 训练方法

（1）上臂运动：做上肢外展和扩胸运动的同时进行呼吸训练或发声训练。

（2）延长呼气时间和增加呼气力量：在呼气末轻压患者腹部。

（3）增加气流：可以做吹乒乓球、吹哨子、吹蜡烛、吹纸片、吹羽毛的练习。

（三）构音运动训练

分析患者的评价结果可发现构音器官的运动力量、范围、运动的准确性是否正常。首先集中训练运动力量、范围和运动的准确性，随后进行速度、重复和交替运动练习。

1. 下颌运动训练　当出现下颌的下垂或偏移使双唇不能闭合时，用手拍打下颌中央部位和颞颌关节附近的皮肤，不仅可以促进双唇闭合，还可以防止下颌前伸。也可以利用手法帮助下颌上抬,做法是把左手放在患者颌下,右手放在患者头部,左手用力协助下颌上举和下拉运动,逐步使双唇闭合。

2. 舌、唇运动训练　多数脑瘫患儿都有不同程度的口唇运动障碍,导致发音歪曲或置换成其他音,所以要训练患儿唇的展开、闭合、前突和后缩运动,也要训练舌的前伸、后缩、上举和侧方运动等。症状较轻者可主动完成,严重者可利用压舌板和手法帮助完成。

(1)利用多感觉刺激疗法(Rood 法)促进双唇的闭合和舌的运动(用冰棉棒、冰块对面部、口唇和舌进行刺激),每次 1～2min,每日 3～4 次。

(2)用刷子快速进行刺激(5 次 /s)双唇。

(3)用小勺子把食物放在双唇前,让患儿用唇将食物吸入口内训练唇的运动控制。通过变化食物种类加强训练难度。

这些训练不仅可以为发双唇音做好准备,流涎症状也可以逐步减轻或消失。

3. 下颌和双唇联合运动训练　先让患者做咀嚼运动,待巩固后,在咀嚼的同时发声,随后在咀嚼时说词语进行训练。

4. 软腭抬高运动训练　构音障碍患者常由于软腭运动无力或软腭运动不协调,造成共鸣异常和鼻音过重。为了提高软腭的运动能力,可采用以下方法:

(1)用力叹气,可促进软腭抬高。

(2)用推撑疗法,即患者双手放在桌面上向下、在桌面下向上推,或两手掌相对推,同时发"啊"音。随着一组肌肉的突然收缩,其他肌肉也趋向收缩,从而增加腭肌功能。

(3)重复发爆破音与开元音"pɑ""dɑ";重复发摩擦音与闭元音"si""shu";重复发鼻音与元音"mɑ""ni"。

(4)发音时将镜子、手指或纸巾放在鼻孔下,观察是否漏气。

(四)发音训练

1. 发音启动

(1)呼气时嘴张圆发"h"音的口形,然后发"ɑ"。反复练习后可发不同长短的"h""ɑ"和"hɑ"。

(2)与上述练习相同,做发摩擦音的口形,然后发元音"su"。

(3)当喉紧张出现嘶哑时,可做局部按摩和放松动作,也可让患者在轻松打呵欠状态时发声,训练患者随着"h"的音发音。

2. 持续发音

(1)当患者能够正确启动发音后,可进行持续发音训练,一口气尽可能长地发元音。用秒表记录持续发音时间,最好为 15～20s。

(2)由一口气发单元音,逐步过渡到发两或三个元音。

3. 音量控制　呼吸是发音的动力,自主呼吸控制对音量的控制和调节极为重要,因此要训练患者强有力的呼吸并延长呼气时间。儿童可以利用声控玩具训练,成人可使用有监视器的言语训练器,通过在发音时观察监视器的图形变化,训练和调节发音的音量。

也可以指导患者进行以下练习：

（1）指导患者持续发"m"音。

（2）"m"音与"a""i""u"等音一起发，逐渐缩短"m"音，延长元音。

（3）朗读声母为"m"的字、词组、语句。目的是改善呼气和音量，通过口唇的位置变化将元音进行对比，促进元音的共鸣。

例如：麻－麻雀－麻雀飞走了

蜜－蜜蜂－蜜蜂在花丛中飞舞

木－木头－木头堆得好整齐啊

为了改善音量控制，进行音量变化训练时可数数，音量由小到大，然后由大到小，或音量一大一小交替进行。在复述练习中应鼓励患者用最大音量。

4. 鼻音控制训练　鼻音过重是由于软腭运动减弱、腭咽部不能适当闭合而将鼻音以外的音发成鼻音，在脑瘫患儿中较为常见。治疗师可采用引导气流通过口腔的方法进行训练。

（1）鼓腮：深吸气，鼓腮，维持数秒后呼气。

（2）引导气流通过口腔：将直径不同的吸管放在口中，进行吹蜡烛、吹喇叭、吹哨子训练。

（3）推撑疗法：可增加腭肌收缩和上抬。

（4）练习发双唇音、舌后音等：如"ba""da""ga"，尤其是舌根音"ka"，可以加强软腭肌力，促进腭咽闭合。

（5）腭托的使用：重度构音障碍患者鼻音过重训练后仍无明显改善时，可以使用腭托。

（五）正音训练及补偿

大部分构音障碍患者表现为发音不清，在评价时有些患者能够正确读字、词，但在对话时单音发音不准确。因此，应把重点放在正音训练上，然后再逐渐过渡到练习字、词、词组、语句朗读。要求患者在朗读和对话时减慢言语速度，使其有足够的时间完成每个音的发音动作。

当患者发单音困难时，治疗师首先应明确患者的舌、唇、颌以及软腭的运动范围、运动力量、运动速度、协调性和准确性的训练已能够顺利完成，才能进行正音训练。

1. 正音训练　正音训练由易到难，可根据患者个人的具体情况选择。患者发音时面对镜子，以便及时纠正自己的发音动作。对于成人最好使用真实言语，使其易于接受。对治疗师而言，在此阶段语音的建立比词的应用更重要。

（1）鼓励患者看治疗师的发音动作，练习发"b"音。

（2）双唇紧闭，鼓腮，使口腔内气体压力升高，在发音的同时突然让气体从双唇爆破而出。

朗读由"b"开头的绕口令。例如：白石白又滑，搬来白石搭白塔。白石塔，白石搭，白石搭石塔,白塔白石搭。搭好白石塔,白塔白又滑。

2. 补偿技术　发音器官的肌肉无力、运动范围受限或运动缓慢可造成患者不能完全准确发音,在此情况下,可以让患者学习发音补偿,以便使语音接近正常,能被他人听懂。

（六）言语节奏训练

对构音障碍中存在重音、语调和停顿不当与不协调的现象进行训练,称为言语节奏训练。训练时可以借助电子琴等乐器,让患者随音乐的变化训练音调和音量,也可使用可视语音训练器。节律训练可以使用节拍器,设定不同的节拍和速度,患者随节拍纠正节律异常。

1. 重音与节奏训练　节奏和重音相互依存、很难分开,因此在治疗时两者使用共同的方法。

（1）呼吸控制:可使重音和轻音显示出差异,从而产生言语的节奏特征。

（2）和拍朗诵:治疗师用手敲打桌子,患者随着节拍朗读诗歌,可以帮助患者控制言语节奏。

（3）日常对话中进行重音训练:重音是为了突出语意重点或为了表达强烈情感,刻意用强音量读出想要强调的部分,由说话人的意图和情感决定。让患者在日常对话中练习重音。

如"谁今天去动物园?"

"我今天去动物园。"（不是别人）

"你什么时候去动物园?"

"我今天去动物园。"（不是明天）

"你今天去不去动物园?"

"我今天去动物园。"（不是不去）

（4）重音标记后朗诵:治疗师将日常用语或短文标出重音,让患者朗读有重音标记的日常用语和短文,出现错误及时纠正。

2. 语调训练　语调是表达情绪和感情的方式之一,训练时先给患者解释不同的感情需要不同的语调表达,然后示范,让患者模仿不同的语调,传递不同的情感。

（1）表达不同感情如兴奋、高兴、生气、失望、鼓励,可用下列语句练习语调:

如"明天要发工资了,我好兴奋。"

"我放假要回家看奶奶,真开心!"

"孩子有没有乖乖吃饭,我很生气!"

"她居然旷课去玩,真令人失望啊!"

"你是最棒的! 加油!"

（2）练习简单陈述句、命令句的语调,这些语句要求在句尾用降调。

如"学生都在教室里上课。"

"妈妈带孩子到动物园去玩。"

"进来,把门关上。"

"把香蕉递给我。"

（3）练习疑问句,这些语句要求在句尾用升调。

如"你喜欢游泳吗?"

"这是你爷爷吗?"

"你是警察吗?"

"你是在等人吗?"

（七）口腔知觉训练

正常儿童在发育过程中会经常将各种不同形状和质地的物体放在口中,通过口腔来感知物体。但脑瘫患儿由于肢体运动功能障碍、吞咽困难及口腔知觉过敏,导致口腔感知物体这方面的体验缺乏,而这种对口中物体形状和质地的辨别能力与构音能力有密切关系。因此,对于存在构音障碍的脑瘫患儿,治疗人员可以使用各种形状的较硬物体或食物,对其舌和口腔进行刺激,以改善口腔内的知觉。这对构音能力的提高大有裨益。但需要注意的是,对认知能力较差的患儿,训练时要注意防止其误咽训练物。

（八）替代言语交流方法的训练

部分构音障碍患者由于言语运动功能受损严重,即便通过各种手段治疗,言语交流也难以进行。为使这些患者能进行社会交流,言语治疗师可根据每个患者的具体情况和实际需要,选择替代言语交流的方法,并训练患者使用替代交流的方法。目前国内常用且简便易行的是交流板,经过训练,患者可通过交流板上的内容如图画、词句等表达各种想法。画图板是由多幅日常生活活动的画图组成,适用于文盲、半文盲和一些无阅读能力的患者;词板和句子板写有常用的词和句子,适用于有一定文化程度和运动能力的患者。在训练中,可随着患者交流水平的提高,及时调整和增加交流板上的内容。目前便于携带和易于操作的交流仪器已研制并应用,还有具有专业软件系统的计算机也用于构音障碍患者的交流,有的还可以合成言语声音。设计交流板应注意以下三点:

（1）内容:根据患者的水平选择交流板的内容。

（2）操作:确定利用本身的哪一部分操作交流系统。需要对患者进行全面评定,以充分利用其残余功能。例如,四肢瘫合并重度构音障碍者只有头和眼睛可以活动,可用"眼指示"或"头棒"来选择交流板的内容。

（3）训练和调整:随着患者交流水平的提高,应及时调整和增加交流板上的内容。如患者可以阅读文字时,可以由图片过渡到词语板。

本章小结

构音障碍是由于神经肌肉病变,导致与言语有关的肌肉麻痹、收缩力减弱或运动不协调所致的言语障碍。中国康复研究中心构音障碍评定法可从构音器官和构音检查两方面对构音障碍进行评估,对构音障碍的有无、程度、常见类型的分类和治疗有指导意义。构音障碍的治疗方法包括放松训练、呼吸训练、构音运动训练、发音训练、正音训练及补偿、言语节奏训练、口腔知觉训练、替代言语交流方法的训练。康复治疗人员应掌握构音障碍的概念及治疗方法，熟悉构音障碍的分类、言语症状和评定。

（张国栋　颜海霞）

 思考与练习

一、名词解释

1. 构音障碍

2. 运动性构音障碍

3. 器质性构音障碍

4. 功能性构音障碍

5. 喉摩擦音

6. 纯词哑

二、填空题

1. 构音障碍分为＿＿＿＿＿＿＿、＿＿＿＿＿＿＿、＿＿＿＿＿＿＿。

2. 运动性构音障碍分为＿＿＿＿＿、＿＿＿＿＿、＿＿＿＿＿、＿＿＿＿＿、

＿＿＿＿＿、＿＿＿＿＿、＿＿＿＿＿。

3. 器质性构音障碍的常见原因有＿＿＿＿＿、＿＿＿＿＿、＿＿＿＿＿、

＿＿＿＿＿、＿＿＿＿＿、＿＿＿＿＿。

4. 器质性构音障碍的主要言语症状有＿＿＿＿＿、＿＿＿＿＿、＿＿＿＿＿、

＿＿＿＿＿、＿＿＿＿＿、＿＿＿＿＿。

三、简答题

1. 如何评定构音障碍患者的腭咽机制？

2. 构音器官评定的目的是什么？

3. 简述构音障碍的康复治疗应该遵循的原则。

4. 怎样对构音障碍患者进行构音运动训练？

第五章 | 发声障碍

05章 数字内容

1. 具有尊重患者、理解患者的意识和精益求精的精神。
2. 掌握发声障碍的基本概念、分类;发声障碍评定的基本流程;发声障碍的康复治疗原则和方法。
3. 熟悉发声障碍主观评价方法的评价内容;发声障碍的预防措施。
4. 了解声音的基本要素;发声障碍的客观评价方法。
5. 学会发声障碍的评定和康复治疗。

导入案例

某球迷在观看一次球赛的过程中为自己喜欢的球队加油呐喊、大喊大叫,结果第二天醒来时声音嘶哑、发音困难。检查发现其咽部和声带水肿、充血。

请思考:
1. 对这位球迷应该从哪些方面进行评估和诊断?
2. 对这位球迷应如何进行治疗及健康教育?

第一节 概 述

一、发声障碍的概念

嗓音是在高级中枢神经系统的调控下,在肺、气管与支气管内的气体有规律地随呼气运动排出,形成气流,当气流到达声门处时振动声带产生声音(发声),然后通过声道的不同位置产生共鸣,形成具有一定音调、音强和音色的声音。人们所听到的嗓音就是由呼吸运动、发声和共鸣的扩音效果结合而成的。

嗓音在人类情感和语言的表达上扮演着不可或缺的角色。婴儿通过发出喉音来表达情感，照顾者可以通过婴儿的声音变化立即察觉婴儿情绪状态的不同。因此，嗓音中隐含了许多口语表达欲传递的信息，从单纯情绪性地发声到技巧地使用重音来强调某一句话，都显示了嗓音在口语表达中扮演的重要角色。

物理学上描述声波的参数有频率、波速、周期、强度等。频率是指每秒正弦振动的次数，单位是Hz。人的听觉感受范围是20～20 000Hz，嗓音的频率范围主要在500～3 000Hz。波速是指振动波在介质中的传播速度。声音在不同介质中的传播速度不同，在空气中的传播速度为340m/s。周期是指媒质或振源每振动一次所经历的时间。周期是频率的倒数，单位是秒。声音的强度在声学测量中常用声强表示，在听觉研究中常用声压表示。

心理学上描述声音的主观参数有响度、音调、音质等。响度是指当一定强度声波作用于人耳后引起一种认识声音强弱的感觉。响度是声音强度的主观反应，但响度与强度并不成简单的线性关系，响度与频率有密切关系，等强度而频率不同的声音，其响度可以不同，并且因人耳而异。音调是频率的主观反应，频率的高低与音调的高低一致，但并不构成简单的比例，频率不受声音强度的影响，音调可因强度不同而稍有差异。音质是指喉基音所具备的特质，在广义上受声道共鸣和发音的影响，目前多主张将具有喉部调节、声带振动特性及音响特性的音色定义为音质。

发声障碍（dysphonia）又称嗓音障碍，是指响度、音调、音质等方面的异常，常与呼吸障碍、共鸣及构音障碍同时存在。响度异常主要包括响度过强、响度过弱和响度单一等，是呼吸气流量、声带阻力、声带振动形态和声门下压等因素共同作用的结果。音调异常主要包括音调过高、音调过低和音调单一等，主要受声带的长度、质量、张力和声门下压等因素的影响。音质异常主要表现为嘶哑声、粗糙声和气息声等。音质的变化一般由声带的功能性异常或器质性病变引起。

二、发声障碍的分类

（一）功能性发声障碍

功能性发声障碍有肌肉紧张性发声障碍和心因性发声障碍两种类型，分别有着不同的病因，需要不同的处置和治疗方法。

1. 肌肉紧张性发声障碍（muscle tension dysphonia，MTD）　MTD是成人及儿童最常见的发声障碍，也是功能亢进最常见的表现方式。患者使用过多的肌肉力量发声，在发声时过度使用呼吸系统、喉部和上喉部等，常常在持续讲话一段时间后感到喉部疼痛或不适。在嗓音出现异常之前，患者开始可感到疲劳和吃力，随着嗓音的过度使用，症状逐渐加剧。儿童持续大声说话或喊叫都可能使嗓音沙哑；同样地，成人在长时间使用嗓音后，沙哑也可加重。此时检查可以发现，喉部并没有器质性的病变，因此推测嗓音问题可能是功能性因素所造成。随着持续地不当发声，可能产生与此种发声功能亢进有关的继发性组织改变，如声带的改变（肿胀、增厚、结节、息肉等）。不管是原发性还是继发性 MTD，通常都可以通过发声治疗获得改善。发声治疗是使呼吸、发声和共鸣系统之间达到正常的平衡，以降低声带过度的张力。

2. 心因性发声障碍　有些儿童和成人会以某种生理上的变化来呈现所经历的重大情感创伤或冲突，可能表现为完全失声，称为转化型失声（conversion aphonia）。更为常见的是，此种情绪反应可能会表现为功能性发声障碍，这是一种没有生理原因的嗓音沙哑；或者强烈的情绪反应可能会造成非生理性的音调或说话风格的改变。在失声的状况下，患者通常仍试图以耳语的方式说话。完全失声让患者无法有正常的对话性互动，也可能对职业产生极大的影响。临床上可看到患有失声的老师无法从事教学、飞行员无法驾驶飞机。心因性发声障碍患者在交流和工作上会受到严重的限制。转化型失声非常具有戏剧性，只在特殊的情绪或生理状况下才出现。患者并非故意制造发声上的限制，常常是长期或突然心理受创的结果。虽然心因性发声障碍患者的嗓音问题可以通过发声治疗获得改善，但是大部分患者的发声障碍无法解决，需要通过心理咨询或心理治疗来处理潜在的心理问题。

（二）器质性发声障碍

器质性发声障碍与声道（肺、呼吸肌群、喉、咽和口腔）的结构异常或声道特定结构的疾病有关。结构异常如腭裂，使鼻腔和口腔的连接异常，造成发声时鼻音过重。声道疾病如病毒引起的喉部乳头状瘤，造成儿童或成人的喉部异常增生，波及呼吸道并妨碍声带的振动。尽管确认和评估器质性发声障碍非常重要，但主要治疗方式是药物或手术。治疗方案可能包括多个目标，如帮助患者改善受损喉部的生理功能，当生理结构上的问题得到改善或稳定后，治疗师会和患者一同使用各种方法，以找到最佳的发声方式。

（三）神经性发声障碍

控制及支配呼吸、发声、共鸣和构音的肌肉，有可能从出生或者在任何年龄，因为外周或中枢神经系统疾病或损伤而受到影响。与神经性发声障碍有关的疾病包括声带麻痹、喉肌痉挛症、帕金森病、亨廷顿舞蹈症、重症肌无力、多发性硬化症、肌萎缩侧索硬化、脑血管意外及脑外伤等。

尽管大多数累及吞咽、呼吸、发声和共鸣的神经性损伤和疾病是不能被治愈或根除的，但可以帮助患者达到功能的最佳化，甚至接近正常水平。对许多神经性损伤患者，可以通过改善说话时发声的策略运用和直接的治疗介入，使功能性缺失的影响降到最低。例如，为脑性瘫痪的幼儿提供积极治疗，治疗目标同时针对其呼吸和发声的控制，帮助其发展语言能力；治疗卒中后有运动言语障碍的成年患者，目标不仅是改善其呼吸、发声和构音动作，也会同时处理伴随的吞咽问题。

三、言语治疗师在发声障碍治疗中的角色

由于发声障碍与神经系统疾病、声道结构异常或声道特定结构的疾病有关,因此言语治疗师在发声障碍的治疗中具有以下作用:

1. 向存在发声障碍风险者以及与其有关的人群提供信息,做好预防工作。

2. 识别正常和异常的发音,描述声音的感知质量,评估发音习惯,进行全面的声音评估。

3. 诊断发声障碍。

4. 根据需要转诊患者,帮助其获得诊断,进行医疗或心理评估和治疗,让患者获得综合性的治疗。

5. 管理发声障碍患者,制订个性化的治疗计划,为患者提供治疗,并做好记录。

6. 为患者提供专业咨询和健康教育,防止发生并发症。

7. 组织治疗团队,成员应是来自相关学科的临床医师、心理治疗师、声乐教师。

8. 参与和开展发声障碍相关的研究。

第二节　发声障碍的评定

一般来说,发声障碍的评定包括病史采集、自我发声评估、发声主观听感知分析、发声的客观参数测试等。

一、病　史　采　集

病史采集的目的是了解患者目前的发声问题、日常生活用声需求及习惯、找出影响发声的因素以及观察患者的说话方式与音质。

1. 与发声异常相关的因素

(1)嗓音问题是从什么时候开始的?

(2)曾经接受过手术或治疗吗? 嗓音在手术或治疗后是否变化?

(3)目前服用的药物。

(4)是否有过敏、食管反流的状况?

(5)呼吸是否困难?

2. 观察患者的表现

(1)习惯的姿势、说话时身体的紧张程度。

(2)面部动作,有无挤眉弄眼的状况。

(3)发声清晰度。

（4）颈部肌肉是否突起（特别是胸锁乳突肌）。

（5）破音的状况、节律及音调的型态等。

（6）非口语的沟通行为（社交、情绪等）。

二、自我发声评估

自我发声评估为患者自己感知的发声障碍程度，以判断患者在工作、社会生活中使用嗓音时受损伤的程度，反映发声障碍对患者心理、社会生活的影响。

1. 发声障碍指数（voice handicap index，VHI） VHI 由 Jacobson 于 1997 年提出，由功能（F）、生理（P）和情感（E）三个范畴（维度）的 30 个条目（问题）组成，每一范畴包括 10 个条目（表 5-1）。功能范畴反映患者日常生活中使用嗓音的障碍情况，情感范畴反映嗓音疾病引起患者的情感反应，生理范畴反映患者喉部不适的感受和发出声音的变化。每个条目用评分从 0～4 分，共 5 个级别（分数），代表本条目情况发生的频率（或严重）程度，0 分代表从未出现，1 分代表偶尔出现，2 分代表有时出现，3 分代表经常出现，4 分代表总是出现。由患者根据自己的感受选择分数。每一范畴的分数即 10 个条目分数的总和，从 0 分（无影响）到 40 分（严重影响）。总分是三个范畴分数的总和，从 0 分（无影响）到 120 分（严重影响）。某一范畴的分数高，说明发声障碍对患者在这一方面的影响很大。

表 5-1　发声障碍指数

范畴	描述情况	从未出现	偶尔出现	有时出现	经常出现	总是出现
		0	1	2	3	4
功能	人们难以听到我的声音					
	在嘈杂的屋子里，人们很难听懂我的话					
	当我在房子的一头喊其他人时，他们很难听到					
	我用电话比以前少了					
	因为我的嗓音，我愿意避开人群					
	因为我的嗓音，我和朋友、邻居或亲戚说话少了					
	当与人面对面说话时，对方常要我重复					
	我的嗓音问题限制了个人和社会生活					
	因为我的嗓音，我感觉在谈话中插不上话					
	我的嗓音问题使我收入减少					
生理	我说话时喘不上来气					
	我一天中说话的声音有变化					

范畴	描述情况	从未出现	偶尔出现	有时出现	经常出现	总是出现
		0	1	2	3	4
生理	人们问我："你的嗓子怎么了？"					
	我的嗓音听起来又哑又干					
	我感觉发音时必须用力					
	我无法预知声音的清晰度					
	我试图改变声音					
	我说话很费力					
	我的声音在晚上更差					
	我的嗓子在说话过程中没劲了					
情感	因为我的嗓音，我和别人说话时感到紧张					
	人们因为我的嗓音而恼怒					
	我发现别人不理解我的嗓音问题					
	我的嗓音问题使我不安					
	因为我的嗓音问题，我外出减少					
	我的嗓音使我觉得低人一等					
	当人们要我重复时，我感到恼怒					
	当人们要我重复时，我感到难受					
	我的嗓音使我感到无能					
	我因我的嗓音问题感到羞耻					

2. 自我发声评估与临床表现和检查的关系　自我评估以患者为中心，反映了患者对疾病和治疗过程的主观感受，为医师提供了其他检查所不能提供的信息，帮助医师考虑患者生理功能的恢复和社会适应能力，使临床治疗目标与患者的主观感受和生活要求相一致。

三、发声主观听感知分析

嗓音异常是患者就诊的主要原因，通过听觉判断发声质量是临床上是最普遍的诊断发声障碍疾病和判断治疗效果的方法。影响听感知评估结果的主要因素如下：

1. 发声障碍评估量表　嗓音质量是一个抽象的概念，评估量表是对发声障碍程度的数值描述，即将评估结果数量化。在嗓音医学领域，对发声障碍的评估主要采用两种量表。

（1）等量分级量表（equal appearing interval，EAI）：是将发声障碍程度分为不同的等级，每一级的级差相同，通过级数来确定某一个参数或一些参数在嗓音中的比例。最常采用的是4级量表。EAI是将不同程度的异常发声综合为有限的几个等级，从而减小了评估者之间的差异性以及评估者自身的不稳定性。EAI不能对发声障碍程度进行精细的区分，因为供选择的级数是有限的。相对于人耳听觉对声音敏感性来说，等量分级量表太粗糙。

（2）视觉模拟量表（visual analogical scale，VAS）：是一种半开放的评估量表，以看得见的量化方式来评估嗓音质量。评估者将评估结果标记在一条10cm（精度1mm）长的水平轴线上，0表示嗓音完全正常，10cm表示嗓音嘶哑度或障碍程度达到极限。根据发声障碍程度，评估者选择0~10cm之间的任何数值。VAS能够对发声障碍程度进行更精确的区分和更准确的评估，但同时增加了评估者的差异性和不稳定性。

2. 嗓音样本的选择　嗓音样本选择的原则是既能反映声音质量，又有统一的标准。最常采用的嗓音样本有两类：一类是话语声；另一类是持续长元音。

不同类型的嗓音片段都可以作为嗓音质量评估的嗓音样本。然而在实际中研究者选择持续长元音比选择话语声的情况多，主要原因是采用持续长元音容易控制和标准化。尤其是在发声的客观参数测试中，由于技术上的限制，目前只能对相对平稳的持续长元音进行分析。

在嗓音的主观听感知分析中，话语声最能代表嗓音质量。因为患者通常以说话声音出现问题作为看病的原因，医师也习惯于根据患者的嗓音情况来判定是否存在问题。话语声可以是自然谈话声，但最常用的是符合音素平衡的一段文字，系统规范地使用统一的声音材料是进行资料间对比分析的保证。

3. 评估者之间评估结果的不一致性　不一致性表现在两个方面。①评估者之间的差异性：是指在同一次评估中不同评估者对同一个声音评估结果的不一致。②评估者自身的稳定性：是指同一评估者在不同的评估中对同一个声音给出不同的结果。为了获得具有代表性、稳定的评估结果，评估者的选择应该考虑到不同的影响因素：临床经验；对声音的把握能力；具备声音知识，如物理声学、心理声学、音乐声学等；评估者的评估策略，以及组成人员之间的均质性等。有经验的、经过专业培训的评估者评估结果更可靠、稳定。因此，理想的评估者应该由有经验的、从事嗓音医学工作的耳鼻咽喉科医师、嗓音学家或嗓音治疗师等专业人员组成。

4. 听感知评估的标准化　嗓音的听感知分析作为发声障碍评估的基础，一直是嗓音医学研究的热点问题。临床上嗓音主观听感知评估方法主要有日本言语语音学会制订的GRBAS分级法、美国言语语言听力协会提出的CAPE-V分级法。

（1）GRBAS分级法：为嗓音质量的主观听感知评估。该方法在临床上最常用，能够间接反映发音时声带的基本特征：声带振动程度、声门闭合程度及声带肌的张力。在GRBAS分级方法中：G（grade）代表总嘶哑度，即对异常嗓音的整体主观感知分级；R （roughness）代表粗糙度，发音不规则程度，即声带振动不规律时的表现；B（breathiness）代表气息，气息声程度，即声门闭合不良时气流经声门漏出时产生涡流的听感知；A（asthenia）代表无力度，发音弱或无力程度，即声音缺乏力量（声强弱）或嗓音中缺乏高频谐音；S（strain）代表紧张度，发音过度紧张或亢进程度，即由于过强发声使得基频异常升高，从而在高频中掺杂噪声的成分或高频谐音丰富。评估所选用的嗓音样本为连续的谈话声。为了统一评估标准和控制不同评估者评估结果的稳定性，针对 GRBAS 分级法开发了培训磁带，在评估参数和评估尺度方面为评估者提供标准参考。值得注意的是，研究发现 G、R、B 三个参数的评估者一致性较高，而 A 和 S 的一致性较低。以上方法可以使评估者之间判断的差异缩小，但相对于人的听觉敏锐度来说，这种分级方法又显得过于简单。有研究者综合了等量分级量表与视觉模拟量表的优点，提出了改良视觉尺度法，将由视觉模拟量表获得的数据按非线性方法合并为四级，在 10cm 的水平轴线上分为 0～0.9cm、1.0～5.0cm、5.1～9.0cm 和 9.1cm～10cm 四个部分，分别代表正常、轻、中、重度发声障碍，使评估者的主观听觉分析得到的结果更加可靠。

GRBAS 分级法方法是：受试者均以同样的内容和方式进行病史询问，令其以最自然的音调和音量回答，在环境噪声 <45dB 的检查室中由 4～5 名专业人员分别评分后，计算平均分进行分级；或对患者的声音样本录音后，由专业人员进行听感知的评估（录音要求及注意事项：所有患者的声音样本均于专用的检查室内通过高质量单向电容式话筒于距被检查者口前下方约 10cm 处采集，受试者以最舒适的语调、语速和音强朗读一段内容相同的文字，长约 15s，再将声音样本全部转录到计算机上）。对五个参数的评估各分为 4 个等级：0 级为正常，1 级为轻度异常，2 级为中度异常，3 级为重度异常（表 5-2）。

表 5-2　GRBAS 分级

	请在符合情况的数字上划"√"			
1. G（grade）——总嘶哑度 对异常嗓音的整体主观感知分级	☐ 0	☐ 1	☐ 2	☐ 3
2. R（roughness）——粗糙度 发音不规则程度	☐ 0	☐ 1	☐ 2	☐ 3
3. B（breathiness）——气息 气息声程度	☐ 0	☐ 1	☐ 2	☐ 3
4. A（asthenia）——无力度 发音弱或无力程度	☐ 0	☐ 1	☐ 2	☐ 3
5. S（strain）——紧张度 发音过度紧张或亢进程度	☐ 0	☐ 1	☐ 2	☐ 3

注：0 为正常；1 为轻度异常；2 为中度异常；3 为重度异常。

（2）CAPE-V分级法：是由美国言语语言听力协会（ASHA）在日本言语语音学会的GRBAS分级法的基础上提出的。CAPE-V用嗓音异常的严重程度（overall severity）代替总嘶哑度G，取消无力度A，增添音调（pitch）及响度（loudness）两个参量，主观评估指标为声音嘶哑总的严重程度、粗糙度、气息、紧张度、音调和响度。在评估方法上，CAPE-V将GRBAS的4级分级修改为视觉模拟评分，即在一条100mm长的直线上从左至右标记嗓音异常的严重程度，0mm为正常，100mm为极度异常。研究表明，CAPE-V与GRBAS的一致性为0.88~0.95（表5-3）。

表5-3　CAPE-V分级法

嗓音异常的严重程度	嗓音异常的综合印象
嗓音不规则、粗糙	在嗓音声源中觉察到的不规则性
气息声	在嗓音中听到的气流逸出的程度
发音亢进或紧张	发音过度的感知
音调	声带振动基频的知觉体现，这一标尺是用来评定一个人的音高是否偏离他（她）的性别、年龄以及有关文化水平的正常值
响度	声强的知觉体现，这一标尺指示一个人的嗓音响度是否偏离他（她）的性别、年龄以及有关文化的正常值

注：每一属性均标以100mm长的直线作为可视的模拟标尺，显示异常的程度。1~4级分别为1~25mm、26~50mm、51~75mm、76~100mm。1级声嘶程度最轻，4级声嘶程度最严重。

主观评估方法：由4~5名评估者组成评委，声音样本为医师和患者在安静环境下的自然交流语言和患者朗诵一段指定文字（时间约1min）并录音，所采取的评估指标为声音嘶哑总的严重程度。评估者独立听取患者声音样本后，标记听觉评估表，表中直线上标记点至直线左侧起点的距离反映严重程度，距离越长，声嘶程度越严重。3天后重复评估一次。患者的最终结果为评估者两次评分的平均值。CAPE-V结果分为4个等级，1级声嘶程度最轻，4级声嘶程度最严重。

四、发声的客观参数测试

凭听觉判断毕竟是一种主观方法，缺乏客观依据，通过对嗓音的声学、气流动力学的测试，能够分析发声功能状态、嗓音异常的内涵、发声障碍的程度，同时能帮助理解发声机制。临床意义：①早期发现听觉未感知的嗓音异常；②指导发声训练，根据所测试的异常参数，建议采用有针对性的发声方法；③测试结果的数据化可动态观察发声改善的情况，并作为客观依据证实患者和治疗者的主观印象;④评价手术治疗效果及对不同治疗方法进行比较;⑤对变声期声音的变化进行监测,以及对音调异常的诊断。

（一）声学参数

应用计算机声学测试技术进行嗓音信号的测试分析是一种客观评价嗓音质量的检查方法。嗓音声学参数可以从声学角度提示声带病理改变的程度及性质,为发声功能损害程度的评价提供客观指标,并能反映病理性嗓音的声学特征。

1. 基频（fundamental frequency, F_0）　F_0 是声带周期性振动的频率,即 1s 声带振动的次数,单位是赫兹（Hz）。F_0 是嗓音分析的基本参数,能够反映声带的发育、成熟及老化的生理过程。除与声带本身的基本特性（长度、质量、张力等）有关外,F_0 还受环甲肌、甲杓肌及声门下压的调节。正常男性的基频在 110～130Hz,正常女性在 220～250Hz,正常儿童在 340Hz 左右。F_0 随着年龄发生变化,女性随着年龄增加（60 岁以后）有降低的趋势;男性随着年龄增加（70 岁以后）轻微升高。

2. 声音强度（intensity）　声音强度是反映嗓音动力学的指标,与声带振幅有关,用分贝（dB）表示。当增加肺通气量时,通过呼气压（声门下压）推动声带振动的气流量增加、声带振幅的增大。声门下压越高,声音强度也越强。由于解剖生理的性别差异,男性声强通常比女性高。如果经常或长时间过度、过强发声,可破坏发声器官之间的平衡,导致声带发生病理性改变,如出现声带小结、声带息肉或慢性喉炎。

3. 微扰（perturbation）　微扰是指在发声过程中声信号出现微小、快速的变化。这些变化是由于声带的质量、张力和生物力学特性有轻度差异以及神经支配的轻度改变所致。当声带发生病变导致这种微扰达到一定程度时,就会出现嗓音粗糙或嘶哑。通常用基频微扰和振幅微扰来衡量声带振动的稳定性或不规则性。基频微扰（jitter）是声带振动周期在时间上的差异量;振幅微扰（shimmer）是声带振动周期在声强上的差异量。

4. 标准化声门噪声能量（normalized glottal noise energy, NNE）　NNE 是指在发音过程中声门漏气所产生的扰动噪声的程度。噪声能量的单位是 dB,正常 <10dB。

5. 频谱分析——谐噪比　人发出的声信号是一种复杂的、非正弦波的周期性现象。除与声带的振动特性有关外,还与声道的特性有关。通过傅立叶变换,将声信号分解为一系列简单的正弦波,类似于语图分析方法,对嗓音音质进行评价,称为频谱分析。在频谱上,基频标记为 F_0,不同的共振峰标记为 F_1、F_2、F_3 等,这样就能够分别测量出 F_0 及各谐波的能量,从而计算出谐噪比（noise-to-harmonic ratio, NHR）。NHR 是描述嗓音质量的一个重要的声学参数,与声音的嘶哑程度有高度的相关性。电声门图、平均气流率和声门下压统称为空气动力学测试（临床上应用不多,主要用于研究）。

嗓音治疗

一、ABCLOVE 整合性嗓音治疗法

ABCLOVE 整合性嗓音治疗法由言语治疗师欧阳来祥设计,是一套专门为发声障碍患者设计的治疗方法,可提升患者嗓音的整体健康状况。

A(activating):暖声运动,通过轻哼等运动,能够减少声带水肿、促进黏膜规律的振动及减少瘢痕组织增生。

B(breathing):呼吸运动,可以提供足够的呼吸支持,提升呼吸及发声的良好协调性,是拥有健康嗓音的基本要素。

C(counseling/education):辅导/教育,给予患者嗓音保健的知识,鼓励及教育患者养成良好的用声行为,让患者理解嗓音治疗对于嗓音的帮助及在家自主练习的重要性,目标是让患者能够持续注意自己的嗓音状况,使嗓音治疗的成效最大化。

L(laryngeal manipulation):喉部操作手法,降低声带周围肌肉的紧张度,并提升整体喉部系统肌肉、组织的协调性。

O(oral resonance):口腔共鸣训练,将嗓音的共鸣点集中在脸部的口鼻位置,此时声带黏膜以最轻松、协调性最好的状态振动发声,能够在轻松的状态下将声音向远方投射。

V(vocal functional exercise):声带功能训练,通过滑音拉长及缩短声带肌肉,提升声带的弹性。

E(elimination of bad habits):改变患者的不良用声习惯,指导患者监控自己的用声行为和保养嗓音。

二、五类疾病四步训练的矫治诊疗体系

黄永望教授提出了发声障碍的五类疾病四步训练的矫治诊疗体系,依据嗓音矫治的目标即发声障碍的功能表现,将发声障碍分为功能增强性发声疾病、功能减弱性发声疾病、声带手术前后的发声问题(障碍)、音调异常、共鸣异常等五类疾病,矫治方法归纳为四个阶段(四步训练),即放松训练、呼吸训练、发音训练、共鸣训练。

(二)空气动力学参数

空气动力学测试是喉功能检查的重要组成部分。喉功能基本上取决于声门下压与声门阻抗的平衡,发声与空气动力学关系密切,喉部任何有意义的气压变化都可影响发声过程,空气动力学可以提供有关喉功能方面较准确的定量和定性的客观测定。

气流动力学参数(平均呼气流率、最长发声时间、声门下压、声门阻力)与喉的解剖、生理、年龄、性别有关,虽然不直接反映声带的振动情况及由此产生的声音质量,但能反映喉的发声功能状态。

1. 平均气流率（mean flow rate，MFR） MFR是指发声时每秒通过声门的空气量。检测MFR是判断声门闭合程度的主要手段之一。呼气流是喉发声的动力，用气流速度描记仪测试单位时间内流经声门的气体量可反映声门关闭功能的状态。MFR升高，表示声门闭合不良，其升高的程度与声门闭合不良的情况呈正相关。通过动态观察声门闭合程度，可以判断治疗效果。

2. 声门下压（subglottic pressure，SGP） SGP是指肺气压到达声门下的压力。呼气量控制声门下压。SGP与音强呈正相关，是音质的重要因素，频率对声门下压的影响较小。发声障碍患者通常都存在由声带病变引起的声门关闭不全，导致气体经声门漏出，为了补偿漏出的气体，患者通过增加声门下压来实现。因此，大多数嗓音病变都伴有不同程度的声门下压增高。声门下压的增高与声带的病理类型没有直接关系，而与过度用力发声的程度有关。

3. 最长发声时间（maximum phonatory time，MPT） MPT是指一次深吸气后发"α"音或"i"音的最长持续时间，是喉空气动力学的重要指标。发声时间的长短与年龄、性别、职业、健康状况、身高、体重、肺活量以及呼吸方式有关，在喉部疾病时发声时间的长短主要与声门闭合程度有关。

随着嗓音疾病治疗方法的改进和提高，人们对嗓音质量的要求也越来越高，这就要求发声障碍的各种评估或分析方法能够为嗓音疾病的诊断、疗效评价、预后和监测病情变化发挥出更重要的作用。嗓音是一种多维现象，不可能靠一种测试方法或单一的测试参数对发声功能作出评价，应同时结合病史、喉镜检查及其他检查方法进行综合分析。

第三节　发声障碍的康复治疗

一、发声障碍的治疗原则

发声障碍的治疗应首先考虑病因治疗，然后侧重于嗓音功能康复训练，并倡导机构与家庭康复相结合，让患者掌握科学的发声方法和嗓音保健方法，能够应用于日常生活和工作的用嗓活动中。

二、发声障碍的治疗方法

（一）呼吸训练

呼吸是发声的动力，依据膈肌是否参与呼吸运动，呼吸分为胸式呼吸和腹式呼吸，其中腹式呼吸受到普遍的关注，呼吸训练的重要目的之一就是让患者建立正确的腹式呼吸。腹式呼吸成为呼吸训练的重点是因为膈肌是最强有力的吸气肌，膈肌的运动较胸廓而言更为灵活，可减少辅助呼吸肌的紧张性，更能适应说话和歌唱的需要。

1. 训练方法

（1）呼吸方式的感受：让患者一手放在胸部，一手放在下腹部，感受自己平静呼吸或说话时的胸部运动和腹部运动。让患者了解这两种呼吸方式的差别，确立目标呼吸方式。

（2）腹肌训练：由于腹肌在腹式呼吸中的重要作用，腹肌训练是呼吸训练的关键。

1）吹蜡烛：目的是帮助患者利用腹肌支持持久的气流呼出。具体方法：患者双手置于下腹部的两侧，快速吹灭 3 支蜡烛，在用力吹气的过程中感受腹部肌肉向内的猛烈收缩。

2）腹部收缩和膨出训练：目的是让患者增强运动腹肌的意识。具体方法：让患者一手放在上腹部，一手放在下腹部，呼气时努力向背侧收进腹部，腹肌紧张到有带动上半身向腹侧弯曲的趋势，随后吸气时放松腹肌，反弹腹部。

（3）吸气训练：目的是让患者在满足呼吸需要的同时，能够平稳、自然而轻松地吸气。吸气训练是呼吸训练中的重要一项，只有建立了有效的吸气，才能为呼吸训练提供可靠的基础。吸气训练中，治疗师指导患者放松双肩，自然下垂，随后扩展两肋，增大胸腔的前后左右径，用口鼻同时深吸气，感觉气体进入肺底，但不是过度吸气而出现"吸满"的感觉。可以做"闻花香"的形象动作，这样吸气会更深入、自然，有助于降膈、开肋。

（4）呼气训练：是呼吸训练中关键的一步。呼气训练的目的是锻炼呼气平稳性；吸气肌、呼气肌相互拮抗，使呼气持久有力；随着所表达内容和感情的变化，调节呼气的强弱、快慢，使呼气自如。在患者完成吸气训练后，吸气至八成满，然后进行如下训练：①像叹气一样呼气，并不带任何语音，体会喉部如何放松；②均匀、缓慢地吹去桌上的尘土；③以每秒一个数的速度数数，不断重复以延长呼气时间，力求达到持续 30s 的呼气标准，音色规整、圆润、无挤喉感。

（5）协调呼吸和起音：发声的关键在于声带的振动，声带振动过程中最重要的阶段是声带刚闭合即起音阶段。依据起音时声带闭合和呼气的关系，起音方式可以分为三类。①硬起声：声门闭合在呼气之前，声带猛烈撞击，双侧声带缩短，声带肌缩短。②软起声：声门闭合与呼气同时进行，声带形状较硬起声时长而薄。③气息起声：声门闭合在呼气之后，声带薄而细长，紧张强直。在治疗中，应根据患者不同的发音方式选择不同的训练重点。对功能亢进性发声障碍患者，对于气息起声的训练反映较好。具体方法是指导患者发轻柔无声的摩擦音"f"和有声的摩擦音"v"，两个音交替训练。经上述训练后，一旦患者能够减少发声时的声门抵抗，就要求患者去除无声摩擦音"f"，仅发"v"音。对发声时声门无法闭合的患者，如功能减退性发声障碍患者，练习硬起声更有帮助，可以要求患者轻柔而有力地闭合声门，感觉声门下压增高，然后缓慢释放气流，发微小的"气泡"音，要求声音轻柔但能被清楚地听到。患者习惯这种起声方式后，可要求患者在声门闭合良好的状态下适当延长此音，随后以同样的方法训练以元音为主的字或词，再随后训练短语或句。

（二）发声训练

嗓音的质量取决于音调、音强和音质三个基本声学参数。

1. 音调训练 音调异常的表现有音调过高、音调过低、音域变窄、音调不稳定、音调单调等，嗓音异常患者都有程度不同的音调异常。音调训练的目的是使声音具有抑扬顿挫的韵律感、丰富的表现力。训练方法：四声练习，连续发"āáǎà""ōóǒò""ēéěè"等。

2. 音强训练 正常情况下，声音强度可根据说话背景如环境噪声、听众距离及听众人数等进行调节。高强度发声时，必须有正确的发声姿势、好的呼吸支持和发声器官之间的平衡（动力器官和发声器官、发声器官和共鸣腔之间的平衡）。因此，高强度发声必须具备完善的发声技术。

（1）调整发声频率：正常情况下，喊叫或大声说话时所用的频率高于一般说话音的频率，并且随着音强的增加，频率也在相应升高。因此，在喊叫或大声说话时应提高发声频率，避免在低音区喊叫。

（2）扩展声强练习：从发舒适强度开始，逐渐增加声音强度。在这个过程中，始终要保持音色和正确的发声姿势，避免出现过度用力发声的行为。训练方法：发长元音"iː""ɑː""eː"等，逐渐加强声音强度；数数1、2、3、4、5、6、7、8、9……声音越来越大。

3. 音质训练 训练方法：通过朗诵散文或诗词进行丰富音色的练习。练习时，可以自己单独进行，也可以与他人合作，扮演戏剧里的精彩片段，发出流畅、有语调起伏变化、有弹性、富有情绪表达或情感的句子。在表达语调变化大、强度高的句子时，要注意控制和调节好呼吸，并保持发音的清晰度。正确的发音不应该有气流的中断和音色的变化，学会在任何情况下通过听觉监控及各种感受器对声音进行感知和提炼，从而引导发展和发出最好的声音。

（三）物理治疗

1. 直流电离子导入治疗 根据抗炎、抗过敏、缓解疼痛等不同目的，选择不同的药物，每次配成20ml的溶液，用20层纱布缝成的厚垫均匀浸湿，放于颈前外部进行直流电离子导入。每日1次，每次15min，1~2周为一个疗程。

2. 微波治疗 低功率微波通过抑制炎症介质合成，使病灶中致炎物质含量降低，并能使微血管壁的通透性降低，抑制炎症的发展。在亚急性、慢性炎症阶段，微波的消炎作用机制与微波的温热作用有关，温热量的微波治疗可以使局部组织温度升高，血管扩张，组织和微血管的通透性升高，从而促进炎症产物的吸收和加快组织的修复过程。因而微波有镇痛、抗炎、改善组织代谢和营养等作用，对喉部亚急性炎症效果较好。

3. 超短波治疗 超短波治疗效果包括：①改善血液循环；②镇痛；③消炎、止痛；④降低肌肉张力，缓解痉挛；⑤改善组织营养，促进组织生长修复。无热量（Ⅰ级剂量）适用于对急性炎症的早期、显著水肿；微热量（Ⅱ级剂量）适用于亚急性和慢性炎症；温热量（Ⅲ级剂量）适用于慢性炎症和慢性疾病。

4. 等幅正弦中频电治疗（音频治疗） 音频治疗效果包括：①促进局部血液循环与淋巴回流，具有消炎、消肿等作用；②抑制感觉神经，提高痛阈，具有良好的止痛作用；③松解粘连，促进瘢痕组织的吸收，软化瘢痕。音频治疗可用于治疗慢性咽炎、慢性喉炎、声带小结和声带息肉等,也可用于甲状腺手术后声带活动障碍以及外伤性喉狭窄及颈部瘢痕组织增生的治疗。

（四）颈喉部推拿

主要通过对喉部进行推拿与按摩,使喉部位置下降,喉内外肌群获得较大程度的放松。

1. 患者仰卧于按摩床,治疗师坐在患者头部后方,以右手拇指和示指置于甲状软骨两侧后缘,以拿法和揉法进行纵向旋转按摩。

2. 治疗师用双手拇指由舌骨中间向两侧分推,直到触及舌骨大角,在舌骨大角处(即舌骨末端)分别点揉 50 次。

3. 治疗师用两手拇指分别点揉患者颈前部两侧的人迎穴 50 次,然后点揉两侧的水突穴 50 次。

4. 治疗师以双手拇指和示指分别拿患者两侧胸锁乳突肌各 50 次。

5. 治疗师以双手拇指分别在患者颈前部第一侧线(喉结旁开一寸处直下)、第二侧线(第一、三侧线中间直下)和第三侧线(喉结旁开一寸半直下)进行自上而下的推拿。

6. 让患者在每次按摩结束后延长元音的发声,并记下音质和音调的变化情况。清晰音质和音调的降低预示着患者喉部位置降低,喉部的紧张程度得到缓解。

三、发声障碍的预防与保健

自然的嗓音需要维护和保养,以下介绍一些常用的保健方法:

1. 忌烟酒,清淡饮食,避免辛辣刺激的食物。

2. 多饮水,保持喉腔的湿润,将生活和工作环境的湿度控制在 20%～70%。

3. 淡盐水漱口,克服不良的清嗓习惯(尽可能减少清嗓和咳嗽的次数,做到轻声清嗓)。

4. 避免不间断说话、大喊大叫、挤紧咽喉说话的不良习惯、硬起声等,避免在嘈杂环境中说话。

5. 通过频繁地停顿进行呼吸换气,然后再发音。

6. 说话时多使用低音调,做"哈欠 – 叹息"的动作,使声道开放。

> **本章小结**
> 　　发声障碍是指响度、音调、音质等方面的异常,常与呼吸障碍、共鸣及构音障碍同时存在。发声障碍可分为功能性发声障碍、器质性发声障碍、神经性发声障碍。发声障碍的评定包括病史采集、自我发声评估、发声主观听感知分析、发声的客观参数测试等。发声障碍的治疗方法包括呼吸训练、发声训练、物理治疗、颈喉部推拿。

（王晓东）

? 思考与练习

一、名词解释

1. 嗓音

2. 发声障碍

3. 音质

4. 肌肉紧张性发声障碍

5. 心因性发声障碍

6. 器质性发声障碍

二、填空题

1. 发声障碍指数由_____、_____、_____三个范畴的 30 个条目组成。

2. GRBAS 分级法是对患者_____、_____、_____、_____、_____等五个方面的情况进行评定。

三、简答题

1. 发声障碍的康复治疗原则是什么?

2. 发声障碍的康复治疗方法有哪些?

3. 怎样开展发声障碍的预防与保健?

第六章 | 共鸣障碍

06章 数字内容

导入案例

患儿,男性,3岁。开始学话至今一直说话时声音低弱,好像被牢牢锁在喉部,阅读理解能力正常。患儿妈妈自诉由于感情问题,曾在怀孕期间大量吸烟、酗酒。

请思考:

1. 该患儿症状是哪种言语障碍?

2. 应该从哪些方面对该患儿进行评估?

拍摄清晰的照片需要良好的聚焦,正常言语发音也要求声音聚焦——声道共鸣聚焦到最佳状态。语言学中采用共鸣聚焦来描述声道共鸣的状态。正确的共鸣聚焦位于水平线 Z 与垂直线 Y 的交点 X 处(舌面中央)(图 6-1),这表明言语产生于舌面正上方,即口腔的中央。当言语共鸣聚焦点不正常时会导致言语共鸣障碍,人的言语行为无法正常进行。

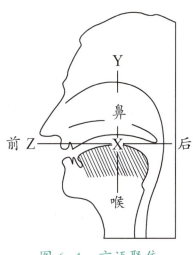

图 6-1 言语聚焦

第一节 概 述

一、共鸣障碍的概念

共鸣障碍是指在言语形成的过程中，由于下颌、舌、唇、软腭等共鸣器官的运动异常导致共鸣腔形状和体积异常，使言语聚焦点出现了偏差，从而影响声道共鸣效果。根据引起共鸣障碍的部位不同，言语共鸣障碍可分为口腔共鸣障碍和鼻腔共鸣障碍。口腔共鸣障碍根据异常言语聚焦点的不同又可分为前位聚焦异常、后位聚焦异常和喉位聚焦异常；鼻腔共鸣障碍根据异常鼻音功能状况又可分为鼻音功能亢进和鼻音功能低下。

二、共鸣障碍的常见病因

（一）口腔共鸣障碍的主要病因

1. 器质性病因 为任何导致舌、下颌等器官运动受限的结构异常或疾病，如舌系带过短、颌部畸形等。

2. 功能性病因 为下颌、舌等器官的功能性运动障碍等，其中以听力障碍导致的舌功能障碍较为常见。

（二）鼻腔共鸣障碍的主要病因

1. 器质性病因 鼻音功能亢进的器质性原因多为软腭短小、腭裂等；鼻音功能低下的器质性原因多为鼻咽部腺样体增生或扁桃体肥大等。

2. 功能性病因 鼻音功能亢进的功能性原因可能为腭肌张力低下、软腭肌群收缩与舒张运动紊乱等；鼻音功能低下的功能性原因也可能是软腭肌群肌张力以及肌力异常等。

言语共鸣障碍的主要病因的概括见表 6-1。

表 6-1 言语共鸣障碍的主要病因

类别	器质性	功能性
口腔共鸣障碍	舌系带过短、颌部畸形等	听力障碍导致的舌功能障碍
鼻腔共鸣障碍		
鼻音功能亢进	软腭短小、腭裂等	腭肌张力低下、软腭肌群收缩与舒张运动紊乱等
鼻音功能低下	鼻咽部腺样体增生或扁桃体肥大等	软腭肌群肌张力以及肌力异常等

三、共鸣障碍的临床表现

口腔共鸣障碍和鼻腔共鸣障碍由于发病机制不同,临床表现也各不相同。

(一)口腔共鸣障碍临床表现

舌是最重要的构音器官,它的运动直接影响咽腔和口腔的大小,对改变声道的形状和大小起着重要的作用,直接影响言语的共鸣效应(或称言语聚焦)。舌在口腔中的前后位置影响水平聚焦,正常发声时舌位既不能太靠前,也不能太靠后,这时声音听起来浑厚有力。如果说话时舌部过度向前伸展,即言语聚焦形成于水平线 Z 上 X 点的前方,言语表现为微弱和单薄,称为前位聚焦(图 6-2);如果说话时舌位过于靠后,即言语聚焦形成于水平线 Z 上 X 点的后方,言语表现为压抑和单调,称为后位聚焦(图 6-3)。这两种情况均属于言语的水平共鸣异常。舌位的高低影响垂直聚焦,说话时舌位过度靠下,即言语聚焦形成于垂直线 Y 上 X 的下方,声音听起来像被牢牢地锁在喉部,称为喉位聚焦。不同类型口腔共鸣障碍的临床表现见表 6-2。

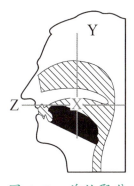

图 6-2　前位聚焦

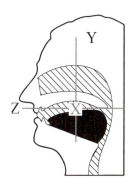

图 6-3　后位聚焦

表 6-2　不同类别口腔共鸣障碍的临床表现

类别	舌部动作	言语聚焦点位置	言语表现
前位聚焦	说话时舌部过度向前伸展	言语聚焦形成于水平线 Z 上 X 点的前方	微弱和单薄
后位聚焦	说话时舌位过于靠后	言语聚焦形成于水平线 Z 上 X 点的后方	压抑和单调
喉位聚焦	说话时舌位过度靠下	言语聚焦形成于垂直线 Y 上 X 点的下方	像被牢牢地锁在喉部

(二)鼻腔共鸣障碍临床表现

鼻腔共鸣障碍主要有鼻音功能亢进和鼻音功能低下。鼻音功能亢进患者发音时表现为鼻音重,出现鼻漏气现象,一些元音甚至辅音出现不同程度的鼻音化扭曲;鼻音功能低下患者无法发鼻音"m""n""ng"。不同类别鼻腔共鸣障碍的临床表现见表 6-3。

表 6-3　不同类别鼻腔共鸣障碍的临床表现

类别	临床表现
鼻音功能亢进	鼻音重,鼻漏气,一些元音或辅音出现鼻音化扭曲
鼻音功能低下	无法发鼻音"m""n""ng"

第二节　共鸣障碍的评定

共鸣障碍的评定包括口腔共鸣功能的评定和鼻腔共鸣功能的评定(图 6-4)。

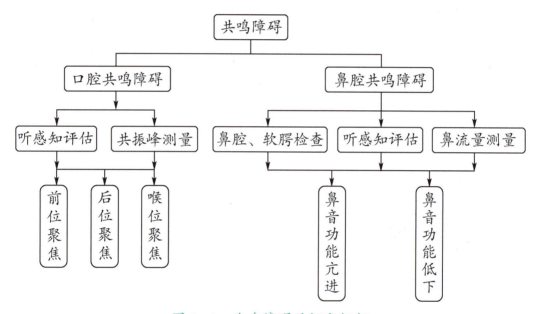

图 6-4　共鸣障碍的评定框架

一、口腔共鸣障碍的评定

(一)客观测量

对口腔共鸣障碍的客观测量多采用专业的声学分析设备实时言语测量仪,对汉语核心韵母"a""i""u"的第一共振峰 F_1、第二共振峰 F_2 的频率和幅度进行测量(简称 F_1-F_2 测量),并由此判断患者是否存在聚焦问题(图 6-5)。测试时,要求患者发音尽量放松、舒适。

1. 共振峰　当共鸣器官的活动改变了声道的大小和形状时,声道的共鸣性质发生变化,使声音

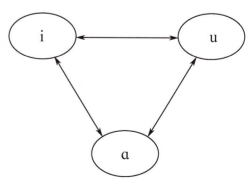

图 6-5　核心韵母示意图

频谱中的一些频率得到共振加强,另一些频率被削弱减弱,被加强的共振频率称为共振峰。共振峰是衡量元音音质的最佳指标。也就是说,不同的元音对应着不同的共振峰频率、不同的声道形状。共振峰是衡量共鸣功能的重要参数。

2. 共振峰值的临床意义　F_1反映咽腔的大小和共鸣状态,受下颌运动的影响。当下颌向下运动时,口腔体积增大,咽腔体积减小,F_1增加;当下颌向上运动时,口腔体积减小,咽腔体积增大,F_1减小。F_2反映口腔的大小和共鸣状态,主要反映舌的前后运动情况。当舌向前运动时,咽腔体积增大,口腔体积减小,F_2增加;当舌向后运动时,咽腔体积减小,口腔体积增大,F_2减少。将测得的F_1和F_2值与对应年龄及性别的参考标准值进行比较,以判断聚焦问题。

（1）若共振峰值在正常区域内,则基本不存在聚焦异常。

（2）若"a"的F_1值大于参考标准值的上限（$m+2\sigma$）,即为喉位聚焦。

（3）若"u"的F_2值大于参考值标准的上限（$m+2\sigma$）,即为前位聚焦。

（4）若"i"的F_2值小于参考标准值的下限（$m-2\sigma$）,即为后位聚焦。

知识拓展

"执着专注"

康复治疗人员在为患者进行系统康复治疗训练时,不但要有精湛的专业技术,还应善于观察患者在康复训练过程中的表现。康复治疗是一项繁琐且重复率高的工作,这就需要康复治疗人员要有耐心。康复治疗人员的"执着专注"很大程度上可以帮助患者树立信心,有利于其功能恢复。康复治疗人员还要有爱心,面对患者的疾苦,能感同身受,及时给予患者帮助和安慰,以减轻患者的痛苦,帮助患者尽早回归家庭和社会。

（二）主观评估

采用聚焦描述表（表6-4）对会话时的嗓音聚焦进行描述。如果在任意一栏找出3个以上相似的症状,则基本肯定患者存在相应的嗓音聚焦问题。

表6-4　聚焦描述表

前位	标记	后位	标记	喉位	标记	鼻位	标记
婴儿般的		钟声的		气泡音的		铿锵有力的	
亮的		压抑的		胸音的		尖锐的	
掐紧的		响亮的		喉音的		粗糙的	
微弱的		深沉的		强迫的		头音的	
胆怯的		闷的		金色的		高的	

前位	标记	后位	标记	喉位	标记	鼻位	标记
女性化的		暗的		严肃的		共鸣的	
不成熟的		单调的		沉重的		鼻音化的	
轻声的		空洞的		嘶哑的		阻塞的	
窄的		开放的		低的		铃声的	
单薄的		洪亮的		强有力的		尖细的	
不安全的		柔和的		男性化的		刺耳的	
苍白无力的		清脆的		挤压的		嘀咕的	

二、鼻腔共鸣障碍的评定

（一）客观测量

1. 鼻腔阻塞物检查　深呼吸,闭上嘴,用手指交替按住左右侧鼻孔,让气体缓慢从鼻腔释放,观察气体是否从一侧鼻孔顺利呼出。如果鼻腔内存在阻塞物,那么单侧或双侧鼻孔呼出的气体将减少。

2. 软腭结构及功能检查　包括软腭的结构是否正常、软腭的上抬和下降运动的位置、幅度是否正常等。

3. 鼻流量测量　鼻流量是指鼻腔声压级(n)和输出声压级[口腔声压级(o)与鼻腔声压级(n)之和]的比值,公式为:鼻流量 $=n/(n+o)\times100\%$。

测试时,让患者佩戴专用头套和隔板(隔板分隔鼻腔和口腔两个通道),然后朗读标准测试材料(如"妈妈你忙吗?""我和妈妈喝牛奶""我和爸爸吃西瓜"),获得患者的鼻流量值,将该值与中国人鼻流量参考标准比较,可判断患者鼻腔共鸣异常的性质及严重程度。

（二）主观测量

鼻腔共鸣障碍的评定主要是听感知评估。让患者大声朗读两遍特定的评估材料并录音,第二遍读到第二个句子时进行捏鼻朗读,然后根据表现进行听感知评估。

（1）鼻音功能亢进的评估材料:"一大早,6 个月大的宝宝起来了,开始左顾右盼。这时阿姨走过来,抱起它说:'乖宝宝!'宝宝朝阿姨笑笑,嘴里咿咿呀呀的,可爱极了。"如果捏鼻后患者的声音听起来无明显变化,不存在鼻音功能亢进;如果出现明显变化,则存在鼻音功能亢进。

（2）鼻音功能低下的评估材料:"妮妮很喜欢将饭含在口中,妈妈骂妮妮,妮妮生气了;明明向妮妮借橡皮泥玩,妮妮拿起橡皮泥就走,妈妈接妮妮晚了,妮妮生气地往前跑。这样的妮妮受人欢迎吗?"如果在不捏鼻朗读时鼻音很多,而在捏鼻朗读时音质发生明显改变,说明鼻腔共鸣正常;如果捏鼻与不捏鼻时音质不存在明显差异,说明存在鼻音功能低下。

第三节　共鸣障碍的康复治疗

一、共鸣障碍的治疗原则

器质性病因导致的共鸣障碍应先进行手术等治疗,然后再进行功能恢复训练;功能性共鸣障碍应直接进行共鸣训练。共鸣障碍的治疗应遵循基础训练－针对训练－综合训练的方式,先对患者紧张的共鸣器官进行放松,然后针对障碍类型进行治疗,最后提高言语共鸣的整体效果。

二、共鸣障碍的治疗方法

(一)基础训练

首先针对共鸣障碍患者进行放松训练,即通过完成一些夸张的动作(如咀嚼、舌洗外牙面)或发一些特定的音(鼻音＋非鼻音),使共鸣肌群进行紧张与松弛的交替运动,从而促进共鸣肌群之间的协调与平衡,为形成良好的共鸣奠定基础。

1. 口腔放松训练　口腔放松训练包括颌部放松训练、唇部放松训练和舌部放松训练。

(1)颌部放松训练:想象在口中有一大块口香糖,张开嘴,尽可能大幅度地做咀嚼运动和下颌运动。持续约60s。

(2)唇部放松训练:闭上双唇,用尽可能大的下颌运动进行上述的咀嚼运动。持续约60s。

(3)舌部放松训练:闭上双唇,用舌尖"洗刷"牙外表面,注意舌尖须从上牙外表面向下牙外表面做顺时针旋转运动,持续约30s。然后沿下牙外表面向上牙外表面做逆时针旋转运动约30s。

2. 鼻腔放松训练　鼻腔放松训练主要为软腭放松训练,即交替进行软腭的高低运动。该运动是通过哼鸣相近位置的鼻音和塞音以及哼鸣在鼻音和塞音之间的高元音来实现的。如发"m—b""n—d""mi—b""ni—d""mu—b""nu—b"。

(二)针对训练

1. 口腔共鸣障碍的治疗　存在前位聚焦的患者采用后位音法,如果效果欠佳,可降低一个音阶再进行训练。存在后位聚焦的患者采用前位音法,如果效果欠佳,可升高一个音阶再次进行训练。存在喉位聚焦的患者应将升调训练与伸舌法结合起来进行训练。

(1)后位音法:是指通过发一些舌根音,如"gu""ku"等体会发音时舌位靠后的感觉,帮助减少发音时舌位靠前的现象,从而达到治疗前位聚焦的目的。

（2）前位音法：是指通过发一些舌尖前音如"pi""bi""ti"等体会发音时舌位靠前的感觉，帮助减少发音时舌位靠后的现象，从而达到治疗后位聚焦的目的。

（3）伸舌法：通过将舌伸出口外，用高音调发前位音如"i""mi"等，扩张口咽腔，体会发音时口腔放松的感觉，从而达到治疗因咽腔和喉部过于紧张而导致的喉位聚焦和后位聚焦。

口腔共鸣障碍的康复治疗见图6-6。

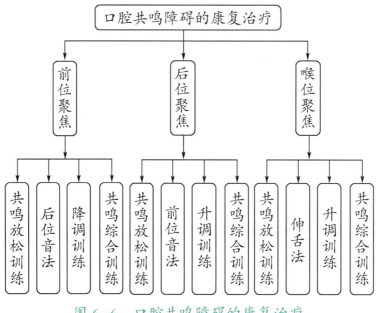

图6-6　口腔共鸣障碍的康复治疗

2. 鼻腔共鸣障碍的治疗　鼻腔共鸣障碍的治疗包括鼻音功能亢进和鼻音功能低下的矫治。鼻音功能亢进患者的软腭与腭垂可能存在一定的功能障碍，治疗时主要进行减少鼻音的训练，并用口腔共鸣法增强口腔共鸣效果。鼻音功能低下患者主要不能发"m""n""ng"等鼻辅音，其言语缺少必要的鼻腔共鸣成分，非鼻音的清晰度也不高，治疗时主要进行增加鼻音的训练及采用鼻腔共鸣法增强鼻腔共鸣效果。

（1）减少鼻音的训练：如降低音调、响度说话；说话时增加口腔的运动幅度；利用镜子，通过发鼻音和非鼻音体会和观察软腭的运动等；进行一些非鼻音材料的朗读练习，直到建立平衡的口鼻共鸣。

（2）口腔共鸣法：是指在咽腔打开、放松的同时舌放松，舌尖抵住下切牙的状态下，发"hɑ"音；在咽腔缩紧，舌收缩成束状，下颌张开度减小的状态下，发"hu"音；或者发一些包含不同舌位变化的词语和短句，帮助患者体会口腔共鸣的感觉，从而建立有效的口腔共鸣，提高口腔共鸣能力。

（3）增加鼻音的训练：首先可进行鼻音和非鼻音的听辨训练，增加患者对鼻音的感知；接着可练习稍高一些的音调或增加声音的响度；另外，还可进行哼音训练，即在发"ɑ"音的同时闭上嘴唇，让声音从鼻腔发出。

（4）鼻腔共鸣法：当患者的鼻腔共鸣状况得到一定改善后，可进行鼻韵母与非鼻韵母的对比训练，然后进行含鼻声母或鼻韵母的词及短句、句子的鼻腔共鸣训练，直到能够将鼻音运用自如。

鼻腔共鸣障碍的康复治疗见图 6-7。

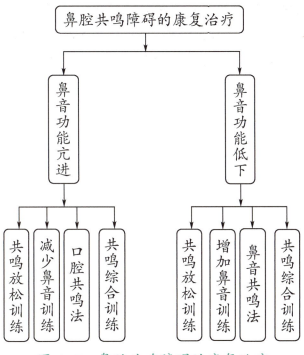

图 6-7　鼻腔共鸣障碍的康复治疗

3. 综合训练　在进行针对性训练后，患者的共鸣状况可得到较好的改善，最后还需要进行以改善言语整体共鸣效果为目的的综合训练。方法包括胸腔共鸣法、口腔共鸣法、鼻腔共鸣法、头腔共鸣法、鼻音/边音刺激法和 U 声道法。通过前四种方法，分别对患者的胸腔、口腔、鼻腔、头腔共鸣效果进行训练，再通过后两种方法提高患者对各共鸣腔共鸣的转换和控制能力，最终得到良好的共鸣。

（1）胸腔共鸣法：是指通过低音调持续发音，如元音、词语、短句等，使声波在胸腔产生共鸣，帮助患者体会胸腔共鸣的感觉，从而建立有效的胸腔共鸣。

（2）头腔共鸣法：是指通过高音调持续发鼻音，使声波在头腔产生共鸣，帮助患者体会头腔共鸣的感觉，从而建立有效的头腔共鸣。训练内容包括"m""n""m+韵母"或"n+韵母""m—猫""n—鸭""m—妈妈""n—音乐"等。

（3）鼻音/边音刺激法：是指通过交替发鼻音和边音，促进鼻腔和喉腔间共鸣的转换，以帮助患者获得良好的共鸣音质。训练时要求采用咏叹调的形式朗读含鼻音和边音的材料，如"蚂蚁啊蚂蚁，蚂蚁""龙啊龙啊龙，龙""龙啊牛啊龙"等。

（4）U 声道法：是指通过用胸音、头音、胸音转换到头音"u"，使整个声道通畅，同时体会胸音向头音转换的过程中不同共鸣腔振动情况的变化，使共鸣的转换控制能力增加，最终得良好的共鸣效果。

共鸣障碍是指在言语形成的过程中，由于下颌、舌、唇、软腭等共鸣器官的运动异常导致共鸣形状和腔体积异常，使言语聚焦点出现了偏差，从而影响声道共鸣效果。表现为人的言语行为失常，包括口腔共鸣障碍和鼻腔共鸣障碍。共鸣功能评定采用客观测量和主观评估方式。器质性共鸣障碍应先进行手术等治疗，然后再进行功能恢复训练；功能性共鸣障碍应直接进行共鸣训练。共鸣障碍的治疗应遵循基础训练－针对训练－综合训练的方式。

（李立国）

思考与练习

一、名词解释

1. 共鸣障碍

2. 共振峰

二、填空题

1. 口腔共鸣障碍的主要原因有_____、_____。

2. 鼻腔共鸣障碍的主要原因有_____、_____。

3. 鼻腔共鸣障碍的临床表现有_____、_____。

三、简答题

1. 共鸣障碍的康复治疗方法有哪些？

2. 口腔共鸣障碍的康复治疗方法有哪些？

3. 鼻腔共鸣障碍的康复治疗方法有哪些？

第七章 | 口吃

07章 数字内容

学习目标

1. 具有尊重患者、理解患者的意识和追求卓越的创新精神。
2. 掌握口吃的概念；口吃的治疗方法。
3. 熟悉口吃的症状表现、评定方法。
4. 了解口吃的病因及口吃治愈的标准。
5. 学会口吃的评定及康复治疗。

导入案例

  患儿，男性，7岁，小学一年级。性格活泼开朗，喜欢表达，放学后经常看动画片。一次他在动画片中看到一个说话断断续续、把某个字重复多次说的人，被逗得哈哈大笑，觉得这样说话十分有趣，于是就开始模仿了起来。过了一段时间后，妈妈发现他说话不连贯的现象越来越严重，所以就严厉地批评了他，并告诉他：如果再这样说话，就会变成"小结巴"，没有小朋友愿意和他做朋友。患儿听后非常害怕，之后每次说话前都会在心中默念"不要结巴、不要结巴"，可越是这样想，说话就越不连贯，有时候甚至因着急而跺脚、拍手，后来说话变少，学习成绩也出现下滑的情况，不愿意与他人交流，产生抵触、厌学的情绪。

请思考：

1. 导致该患儿说话不连贯的原因有哪些？
2. 应该怎样帮助该患儿？

第一节　概　　述

一、口吃的概念

口吃俗称"结巴"，是指说话时字音重复或词句中断的现象。口吃是一种习惯性的语言缺陷，属于言语的流畅性障碍，主要表现为说初始的字词困难或重复语音、字、词、停顿和拖音等。口吃的原因包括遗传、神经生理发育、心理压力和语言行为等诸多方面，是非常复杂的语言失调症。

口吃使患者产生巨大的心理压力，降低了与人沟通和社会适应的能力，造成生活、学习和工作上许多的不便。因此，及时发现、及时干预、及时治疗可以减轻或避免患者因口吃对自身带来的负面影响。

二、口吃的原因

口吃发生的原因有多种，目前尚无统一的结论，可能是由于生理、心理等多种因素综合作用的结果，大致可概括为以下几种：

（1）遗传：口吃的产生与遗传因素有关。口吃患者家族的发病率为 36%～55%，同卵双生子口吃的发病率高于异卵双生子，被领养的儿童出现口吃的原因与其生父母患有口吃有密切的联系。

（2）模仿所致：多数口吃患者的发病原因是其在语言形成的过程中模仿其他口吃者说话而造成的。儿童时期是学习和掌握语言的关键时期，此期儿童具有喜欢模仿、好奇心强的特点，在语言形成的过程中易受到亲友、同学或电视等因素的影响，形成不良的反应行为；同时，口吃具有"传染性"，对语言发育尚未成熟的儿童来说，很容易受到其他口吃者的暗示，最后形成口吃。

（3）社会心理因素：一些儿童在特定的情境下（如受到惊吓、训斥、责骂、嘲笑、环境突然变化、过度紧张、重度打击等）会出现恐惧、焦虑等心理变化。这些应激反应会导致口吃的发生。此外，如果成人对于儿童说话时出现重复、停顿等现象表示出不耐烦、随意打断或过度矫正等，同样会增加儿童对自身言语的关注或强烈反应，对说话产生恐惧，导致一说话就紧张或害怕的不良结果。因此，口吃的发生与心理因素有较大关系。

（4）疾病：口吃产生的另一常见原因是疾病的影响。可导致口吃的疾病有头部外伤、癫痫、百日咳、猩红热、鼻炎、扁桃体炎或肥大等。

（5）其他因素：口吃的原因还有大脑皮质优势理论、生化理论、生理故障假说理论、错误诊断理论等。

口吃的发生是由多方面因素造成的，不同的口吃患者发生口吃的原因不完全相同。

口吃不是单纯的言语问题,也不是单纯的心理问题,它是由多种因素交互作用导致的。研究口吃的病因及其机制需要言语科学、神经病学、言语语言疾病学、神经生理学、心理学等多学科的协同参与。

三、口吃的症状分类

口吃的症状是指说话困难或预感到说话困难时所引起的一系列反应。进行口吃的症状分类,首先必须分析从开始口吃到目前发展的全部过程。随着病程的发展,需要了解患者在学习、工作、生活等方面的环境因素对患者造成的影响,以及患者的心理状态和自我评价的情况。

口吃表现从发展角度考虑,将口吃的瞬间状态称为口吃症状。口吃症状从言语、运动、情绪等方面考虑,可以分别从言语症状、伴随症状、情绪反应、努力性表现等方面进行分析(图7-1)。一贯性、适应性是指在朗读或谈话过程中的表现。此外,口吃与非口吃有时会交替出现,可用"波动"来表示。

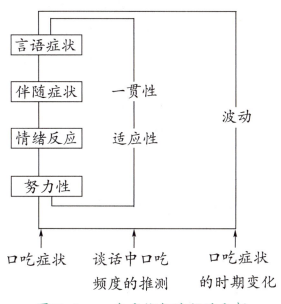

图7-1　口吃症状与过程的分析

不同的病例口吃的症状表现、程度以及症状出现的顺序、症状的性质各不相同,在检查及评定时要尽量全面分析。

(一)言语症状

根据口吃的症状与表现,可将其归纳为几个症候群(表7-1)。

表7-1　口吃的言语症状

群	症状表现
A群	音、音节的重复
	词的部分重复
	辅音部延长
	母音部延长
	重音或爆发式发音(在不自然的位置出现)
	歪曲或紧张(努力发声结果出现歪曲音,或由于器官的过度紧张而出现的紧张性发音)
	间断(在词中或句中出现)
	中断(构音运动停止)

群	症状表现
B 群	准备（在说话前构音器官的准备性运动）
	异常呼吸（在说话前的急速呼吸）
C 群	词句的重复（词句以上连贯的重复，并非是强调或感动的表现）
	说错话（言语上的失误，也包括朗读错误）
	自我修正（包括语法、句子成分等的修正、反复）
	插入（在整个句子中插入意义上不需要的语音、词、短句等）
	中止（在词、词组或句子未完时停止）
	间隔（词句中不自然的间隔）
D 群	速度变化（说话速度突然变化）
	声音大小、高低、音质的变化（由于紧张，在说话中突然变化）
	用残留的呼气说话（用残留的呼气继续发音）
E 群	其他（不属于 A~D 群的）

（二）伴随症状

伴随症状是指口吃患者有时为了克服或纠正自身的言语困难而出现的一些正常说话时所不需要的运动（表 7-2）。

表 7-2　口吃患者的伴随症状

伴随症状	正常说话不需要的运动
构音、呼吸系统伴随紧张、运动	喘气，伸舌、弹舌，嘴歪，张嘴，下颌开、合
颜面所出现的表现	眨眼、闭眼睛、张大眼睛，抽噎，鼻孔张开，颜面部鼓起
头颈运动	脖子前后、左右乱动等
躯干运动	前屈、后仰，坐不稳
四肢运动	手舞足蹈，用手拍脸或身体，用脚踢地，握拳，四肢僵硬

（三）努力性表现

努力性表现是指口吃患者为了避免口吃或想从口吃状态中解脱出来而表现出的解除反应、"助跑"现象、延长、回避等（表 7-3）。

表 7-3　努力性表现

努力性表现	特点	目的	具体表现
解除反应	努力从口吃中解脱出来	出现口吃时想方设法	用力，加进拍子，说话暂停，再试试等

努力性表现	特点	目的	具体表现
"助跑"现象	为了不口吃想办法用"助跑"的方式	想办法的目的很明确	伴随运动,在插入、速度、韵律方面出现问题时有目的地使用,重复开始的语句
延长	想办法将难发的音延长	最终目的是将目的音发出来	前面有婉转表现,或貌似思考,空出间隔
回避	尽量避开该发的音	尽量不发目的音	放弃说话,或用别的词代替,或用不知道回答,使用言语以外的方法如手势语等

(四)情绪反应

口吃患者在情绪方面的表现不仅体现在口吃发生时,有时还表现在要说话时、预感口吃时或口吃发生之后(表7-4)。

表7-4　口吃患者情绪方面的表现

表现点	具体表现
表情	脸红,表情紧张、为难
视线	将视线移开,视线不定,偷看对方,睁大眼睛(吃惊的样子),死死地盯着对方(吃惊的样子)
态度	故作镇静,虚张声势,采取攻击的态度,做鬼脸,展示出害羞的样子,心神不定
行为	害羞似的笑,焦躁,手脚乱动,屏息不出声,假咳嗽,逃避(有此意图),癫痫样发作,事先避开对方或类似场面
说话方式	开始很急,词语量急速变化,声音变小、单调,将要说的话咽回去

(五)一贯性、适应性

一贯性(consistency)是指反复朗读同一篇文章时,在同一位置、同一音节出现口吃表现,这种表现在谈话中也常可见到。一般重度口吃患者的一贯性都很高。

适应性(adaptability)是指在同一篇文章中反复朗读时每重复一次,口吃频率就降低一些。口吃越重适应性越低。

(六)波动

波动是指口吃的流畅期与非流畅期交替出现。常见于口吃的初期,如儿童生活明显不规律时,包括生病、环境改变等原因会造成口吃的波动。而后随着儿童年龄的增长及口吃的进展,流畅期逐渐缩短,波动性变小。另外,口吃患者症状出现的频率或者口吃发生的轻重也会随着外界环境的变化而产生波动。

四、口吃的症状表现

（一）言语症状

1. 连发性　口吃患者讲话时常会在某字上重复3次或3次以上才能继续说下去，如"北、北、北、北京天安门"或"北京天、天、天、天安门"，但是语句本身不中断。症状越严重，连发音就越多。连发性在儿童患者中较多见。

2. 难发性　患者说话时第一个字就说不出来，有时要经过一番努力才能说出来，如"……请问……XX地方……怎么走？"说话时常出现越着急越说不出来，产生摇头跺脚、手足乱动等动作。难发性使患者感到说话困难、费力，害怕被人取笑，平时不愿意多说话，直到非说不可时才说。

3. 中阻性　口吃患者在讲话时，如遇到自己平时较难发的字词，心里会出现紧张、恐惧甚至呼吸急促的现象。中阻性会导致患者原本流利的话语受阻，无法继续进行下去，如"你在哪所大学读书？是学、学、学、学……"

4. 拖音性　较少见，症状表现介于难发性与连发性之间，说话时常把句中的某个字发出来后把音拖长，才能把下一个字说出来，如"我……今天有事不……能来了"。

5. 无义重音　说话时加入一个与语句无关的重音，如"你在呀……呀……等着我"。无义重音容易造成理解上的困难，儿童多见。

（二）伴随运动

患者为了摆脱自身言语困难而表现出来的动作称为伴随运动。常见于口吃的发病初期，当患者遇到发音困难时，通过无意产生的动作如摇头、跺脚、身体摆动、吐舌、全身紧张等，把准备发出还未发出的音激发出来。患者认为这些伴随动作有助于自己发音，但这只是在刚开始时可能有些帮助，随着口吃的发展，作用就不明显了。

（三）呼吸异常

呼吸异常是口吃患者较显著的症状，常表现为在发生口吃的同时呼吸变得急促，甚至出现胸闷、气短等症状。

（四）痉挛

口吃发生时受到发音器官的抽搐性运动和肌肉痉挛，导致发音器官、呼吸运动不能正常进行。常见在口吃时患者面部出现痉挛、唇舌僵硬、全身颤抖等，导致呼吸及发音器官的正常运动受到破坏，出现言语障碍。

（五）心理障碍

大多数口吃患者都有不同程度的心理障碍。如果在口吃早期受到他人的嘲笑、讥讽等，会使患者感到自尊心严重受挫，对言语表达产生恐惧、逃避，甚至出现自卑、胆怯等性格特征。长此以往，患者每次进行言语表达时便会产生顾虑，越是顾虑，口吃表现越明显，形成恶性循环，导致症状加重。

五、口吃的发展

口吃的发展可分为四期,各期之间可有重叠,个体之间也会出现差异(表7-5)。

表7-5　口吃的发展

时期	口吃发生时间	表现特点	情绪性反应
第1期	偶尔发生,常发生于儿童紧张、说话量大或是感觉有压力时	句子开始时某些字词的重复	并不逃避说话,很少表现出对言语不流利的焦虑或其他消极的情绪性反应
第2期	口吃变成慢性的症状,儿童也认识到自己口吃,常出现于学龄期	在说话的大部分时间内发生,兴奋或语速过快时加重	很少对说话困难表现出焦虑等情绪性反应
第3期	随着具体情况而发生变化	患者会避免使用发音困难的字词或选用其他字词代替,开始逃避一些说话场合	担心口吃的产生,并用愤怒反应来掩饰言语困难
第4期	常出现于青年后期或成年期	对口吃有恐惧心理,害怕说某些字词和某种说话情境,经常有词语替代的现象	避开说话的场合,对口吃感到害怕、难堪、无助

第二节　口吃的评定

每位口吃患者的症状表现都有所区别,而且具有较大的偶然性。对口吃患者的评定一般要经过较长时间的临床观察,才能作出准确的评定。由于引起口吃的语音不同,所以在对每个口吃者设定检查课题时要充分考虑到语音的种类、音的组合、词汇的使用频率、抽象度、词句的长度及语法复杂程度等语言学方面的要素;口吃具有一定的波动性,在进行口吃检查时要全面考虑。

一、学龄前儿童口吃的评定

学龄前儿童是尚未达到入学年龄的儿童,在我国通常是指年龄在6岁之前的儿童。由于学龄前儿童的阅读能力较低,评定时可进行以下几项:

1. 自由会话　与儿童谈话,了解其日常生活活动的说话状态。同时,在谈话过程中与儿童建立关系,为下一步检查做准备。谈话内容尽可能地符合儿童的兴趣。

2. 图片词语命名(选30个词语)　在命名过程中了解儿童在词头出现口吃的情况,根据语音的种类推测口吃的特征。

3. 句子描述(选8张情境画图片)　让儿童根据所选择的情境画图片用语言描述,以了解儿童在不同句子长度及不同句型中口吃的状况。

4. 复句描述(选2张情境画图片)　了解概括、描述总结式讲话中的口吃状况。

5. 复述和一起复述　可复述一篇小短文,了解口吃在被刺激及相伴复述时的改善情况。

6. 回答问题　了解被检者是否有回避现象以及说话的流畅度。

7. 母子间谈话　了解母子间的交流状态,可以设定母子游戏情境,越放松越好。

二、学生期与成人期口吃的评定

学生期与成人期的口吃评定根据年龄不同,检查内容的难易度也有所不同。

1. 词语命名　选取若干张名词与动词的图片,让患者进行命名,并根据患者的言语种类了解口吃的特点。

2. 句子描述　通过对句子的描述了解不同句子长度及句型中口吃的特点。

3. 复杂句描述　了解总结式讲话时的口吃情况。

4. 朗读词语　通过对词语卡片的朗读,了解词头音不同口吃表现的差别,把检查结果与口语命名结果相比较。

5. 朗读句子　通过对句子卡片的朗读,了解朗读时口吃的状态及口吃在句子内的位置,明确不同语法难度对口吃的影响、口吃的一致性和适应性的效果。

6. 回答问题　治疗师通过提问的方式了解患者的口吃状态。

7. 自由会话　治疗师通过与患者的自由会话,了解患者在日常生活中的说话状态,并且根据患者的语音种类掌握其口吃的特点。

8. 复述及一起复述　了解患者在被刺激及相伴复述的情况下口吃症状是否有所改善及改善的程度。

9. 对口吃的预感　在进行评定时,观察患者对特定的语音是否有口吃预感及其表现形式。

三、口吃检查、评定记录表

经过口吃的检查和评定后,将检查结果进行整理和记录(表7-6)。

表 7-6　口吃检查、评定结果记录表

检查日期：　　　年　　　月　　　日

检查时间：

检查者姓名：

1. 基本情况：

姓名：　　　　　　　　　　　性别：

出生日期：　　　　　　　　　年龄：

职业或学校：

住址：　　　　　　　　　　　家庭成员：

近亲中是否有类似情况：

2. 主诉：

3. 口吃以外的障碍：

（1）　　　　　　　　　　　　　发病年龄：

（2）　　　　　　　　　　　　　发病年龄：

（3）　　　　　　　　　　　　　发病年龄：

（4）　　　　　　　　　　　　　发病年龄：

4. 生长史、口吃史、现病史：

（1）生长史（包括发育方面、环境方面、既往史）：

（2）口吃史的总结：

（3）现在口吃状态以及对口吃的态度：

（4）其他专科检查结果：

（5）检查及观察小结：

1）交流态度：

2）语言行为：

3）非语言行为（游戏、非语言行为中智力发育情况、日常生活行为等）；

4）运动发育（身体发育、粗大运动、精细运动发育等）；

5）发音说话器官的形态及功能（发声、持续呼气、舌运动等）：

6）口吃症状的评价及小结：

7）口吃特征：

　　a. 言语症状：

　　b. 伴随运动：

    c. 努力性表现:

    d. 情绪性反应:

8）引起口吃的场面:

9）是否有可变性:

    a. 一贯性:

    b. 适应性:

10）预感口吃发生的自我判断:

11）促进口吃的原因:

    a. 本人方面的条件:

    b. 环境方面的条件:

四、口吃的程度分级

根据口吃出现的频率将口吃可分为8级(表7-7)。

表7-7　口吃的程度分级

分级	表现
0级	无口吃
1级	极轻。每100个词语出现口吃少于1%;无相关的紧张;口吃非流畅期持续少于1s;非流畅模式简单;没有出现身体、手臂、大腿和头的联合运动
2级	轻度。每100个词语出现口吃1%~2%;几乎无相关的紧张;非流畅期持续1s;非流畅模式简单;没有明显的身体、手臂、大腿或头的联合运动
3级	轻中度。每100个词语出现口吃2%~5%;偶尔出现注意力分散和紧张;大多数非流畅期持续不超过1s;非流畅模式通常简单;没有注意力分散的联合运动
4级	中度。每100个词语出现口吃5%~8%;出现注意力分散和紧张;非流畅期平均持续1s;非流畅模式特征为偶然出现的复杂的声音或做鬼脸;偶然出现注意力分散的联合运动
5级	中重度。每100个词语出现口吃8%~12%;经常出现明显的紧张;非流畅期平均每次持续2s;出现一些注意力分散的声音和做鬼脸;出现一些注意力分散的联合运动
6级	重度。每100个词语出现口吃12%~25%;出现明显的紧张;非流畅期平均每次持续3~4s;出现明显的注意力分散的声音和做鬼脸;出现明显的注意力分散的联合运动

分级	表现
7级	极重度。每100个词语出现口吃多于25%；出现非常明显的紧张；非流畅期持续4s以上；出现非常明显的注意力分散的声音和做鬼脸；出现非常明显的注意力分散和联合运动

第三节　口吃的康复治疗

迄今为止还没有找到造成口吃的确切病因，而且影响口吃波动和加重的因素也有很多，所以在训练前应充分了解患者口吃的类型以及所处阶段，并且根据不同阶段的特点来确定训练项目及方法。

一、学龄前儿童口吃的治疗

（一）对口吃儿童父母的指导

由于此阶段的儿童年龄较小且未上学，在生活中和交流中大部分由父母陪伴，在治疗儿童口吃的过程中需要治疗师与父母的共同努力才能更好地实施治疗方案。

1. 控制语速　儿童由于其口唇和下颌的发育不及成人，移动的速度较成人慢。当儿童语速加快时可能会出现重复和拖音的现象，还有可能出现语音形成与呼吸的不协调。有时儿童为了追随成人的语言节奏会不自主地加快语速，当语速快形成习惯时，再想减慢就有一定难度了，所以在平时与儿童交流时尽量放慢自身的语速，那么儿童就有可能相应地减慢语速。

2. 鼓励言语表达并及时交流　经常谈论当时发生的一些事情，可使儿童流畅性言语增加。儿童面对具体的物体和事情时，获取词汇的速度加快，发音更加流畅。同时应注意言语表达方式，避免对儿童使用命令式的语气，鼓励儿童在成人谈论某些事情时发表自己的看法。

3. 减少提问　提问的问题数量过多时，会导致儿童非流畅性言语增多。许多父母发现陈述句方式可减少孩子口吃，所以在交流时应改变方式，尽量减少问题的数量，语气适中，不要让儿童感到治疗师在给他做训练，否则儿童可能会拒绝交流。

4. 即刻重复　对3岁以下的口吃儿童，可小心地简单流畅地重复其刚说过的话而不引起其对口吃的注意，非流畅性言语可以减轻。虽然这不是一种愉快的交流方式，但可以使儿童知道治疗师已经明白其意思而轻松愉快地交流。这种"重复"谈话技巧应在治疗的2~3个月后逐渐停止。如果儿童认为这种"重复"是在取笑他们时即中止使用。

5. 倾听与关注　多数儿童说话时要求我们关注他们，注视他们的眼睛，全神贯注地听他们的说话，不希望听者做其他的事情。如果倾听与关注不够，就有可能导致儿童说话不流畅。

6. 改善环境　家长尽量为儿童创造一个安定的环境,消除儿童的思想负担,从而减轻患儿口吃的症状。多给予儿童安慰和鼓励,不要使周围的人过分注意其说话的缺陷,不要模仿、嘲笑,更不能粗暴地中断其讲话。与儿童交流时应放慢语速,降低音量,引导其树立克服口吃的信心。

（二）对口吃儿童的训练

1. 呼吸训练　口吃者常见的症状有深呼吸、喉头与口腔气流中止、喘气、说话气流不足、长句"拖延"等。呼吸气流的控制可能对儿童来说较难,需要设计一种儿童可以放松呼吸、回归正常呼吸模式的游戏。

2. 速度、节律训练　减慢语速可减少词语重复的次数,易化起始音的发出。治疗师要求儿童缓慢地说话,并示范如何缓慢说话,同时杜绝儿童时快时慢的波浪式语言。另外,如果儿童喜欢唱歌,治疗师可以用一些词语唱歌,形成一定的节律,会使儿童放松。唱歌时可以按照节拍用拍手或木棍敲击桌面,但节拍应多样化,也可以利用敲鼓或弹奏琴键训练节律。

3. 控制音量　为了减轻口吃,应让儿童轻柔地说话。虽然这样可导致其说话轻微多次阻塞或重复,但是没有气流中止的阻塞现象,口吃会有所改善。

4. 语音训练　一般情况下,元音、浊辅音、清辅音会对口吃产生影响,词的起始音与终止音对喉功能也能造成影响,因此许多口吃儿童当遇到起始音为元音或双元音时,口吃更加严重,有时发起始词困难,出现停顿现象。

5. 放松训练　口吃儿童说话有时似乎在挤出某个词语,胸腹部肌肉僵硬紧张,这时治疗师可一边轻轻按摩其腹部,一边说"保持你的肚子软软的",即可达到放松的目的。

6. 反馈　治疗师和父母在治疗过程中尽量不要用评价性词语,应多用称赞性词语,让儿童感到不必费力说话也能参与谈话。

7. 小组训练　可以组织口吃程度、年龄、兴趣爱好相近的儿童进行小组训练,训练时由治疗师来设置训练课题,通过情境模拟、角色扮演等方式增进组内成员之间的沟通交流,达到训练目的。小组训练的目标:①帮助口吃儿童认识说话的器官及发声的方法;②帮助口吃儿童察觉目前口吃的情形;③帮助口吃儿童学会轻松缓慢的说话方式;④帮助儿童建立自我肯定的沟通态度;⑤帮助口吃儿童增进沟通功能,减少沟通焦虑。

二、学生期与成人期口吃的治疗

（一）呼吸训练

口吃者的呼吸器官、发音器官一般都是正常的,但说话时常常呼吸紊乱、呼吸方式不当或呼吸和发音不协调。采用符合发音规律的呼吸疗法,如练习呼吸操,进行呼吸和发音的协调训练,结合其他治疗方法可进一步改善口吃。

（二）心理治疗

成人口吃者比儿童存在更严重的心理伴随症状，表现为逃避与外界的言语交流，所以很多学者认为治疗口吃的重点应放在对患者心理障碍的去除上，心理治疗应贯穿口吃治疗的全过程。

1. 心理支持治疗　帮助患者抒发负面情绪，让患者逐渐说出心中的各种焦虑、挫折等情绪，学会面对和口吃有关的情绪（害怕、挫折），纠正患者不合理的认知观念，减轻心理负担。

2. 系统脱敏疗法　治疗前，将能够引起患者不同程度口吃的环境进行等级的划分，并让患者逐步接触各种不同的环境及与不同的人进行交谈，逐步消除患者紧张、恐惧、焦虑、抑郁等负面情绪，使患者养成平静、镇定的心态。另外，还可以鼓励患者参加演讲、朗诵等活动，建立战胜口吃的信心。

（三）语速与韵律训练

对语速过快的患者，可以选择用节拍器帮助其控制说话的速度。根据节拍器上不同的刻度，训练时按照要求设定速度，从 40 拍节 /min 开始逐渐提高速度，或直接用口吃训练仪器训练。可选用一些词语让口吃者将字与字之间用韵律连起来，训练时先用"哼"语的方式将词语读出来后，再用口语读出；熟练以后就用同样的方式训练句子。

（四）齐读训练

齐读训练是指治疗师与患者同时进行同一内容的朗读。这种方法可以立即减少不流利的数量，因为这改变了说话者的听觉反馈。

（五）听觉反馈仪器的训练

研究者发现把说话的声音延迟 0～220ms，运用录音装置重现说话声音或变频声音反馈给口吃者，会使其言语流利性得到提高。年龄越小，对延迟听觉反馈效应越敏感。但是这种方法只对部分口吃者有效，而且应在医生的指导下应用。

（六）其他治疗方法

1. 药物治疗　抗焦虑药、抗抑郁药、钙通道阻断剂、支气管扩张剂等药物在一定程度上具有改善口吃的作用。常用的药物有氟哌啶醇，对口吃有一定的治疗效果，但不良反应较大，而且容易引起药物依赖。

2. 针灸治疗　常用取穴点包括四白、巨髎或颊车、下关、头维、足三里、鸠尾、大椎、百会等。以上为基础穴，还可根据特殊的语言诊断选择穴位。

3. 生物反馈－松弛疗法　可使患者身心松弛，可减少口吃。

 知识拓展

VR 技术在口吃治疗中的应用展望

VR 技术可在口吃患者讲话时，通过 3D 动画模拟出呼吸和发声的关系，让患者更加直观地观察到器官结构和发声原理,从而使患者更深刻地了解口吃的根源,理解并纠正自己在讲话时出现的问题。通过视觉、声音等传感器还原讲话场景,使口吃者得到训练。目前VR技术在语音识别方面还存在局限,但随着科学技术的发展,VR等先进技术将更多地应用在口吃患者的康复中。

三、口吃治愈的标准

成功的口吃治愈需要符合以下条件:

1. 患者言语不流利的数量能控制在正常范围内。
2. 患者流利的程度在正常范围内至少持续5年。
3. 患者本身不再认为有流利性障碍或再次发生此类问题。

四、口吃的预防

1. 一级预防　在日常生活中尽量避免儿童进行能诱发口吃的特殊行为,如模仿口吃者。避免儿童经历特殊场景,防止对其产生过度的心理刺激而导致口吃。

2. 二级预防　针对处在口吃的3个高发时段(3~8岁、12岁、22岁)者,需要密切关注其语言行为特征。若发现轻微的口吃症状(包括口吃的言语症状、伴随行为、努力性表现、情绪反应),应立即记录其口吃表现最初发现的时间,并尽早到专业机构,做到早发现、早诊断、早干预。

3. 三级预防　此阶段针对已发生口吃者,采取综合治疗措施,以防止口吃的程度进一步发展。对已经发生的由心理行为相关因素造成的口吃,需要先留意口吃者的异常心理表现,采取合适的交流方式消除引起口吃的原因,尽早到相关专业机构或寻求专业人员的帮助。

> **本章小结**
>
> 口吃是言语的流畅性障碍,主要表现为重复说起初的词语或语音、停顿、拖音等。学龄前儿童口吃的治疗包括对口吃儿童父母的指导和对口吃儿童的训练;学生期与成人期口吃的治疗包括呼吸训练、心理治疗、语速与韵律训练、齐读训练、听觉反馈仪器的训练等。

（李婉莹　陈涌标　黄加利）

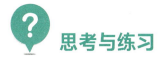

思考与练习

一、名词解释

1. 口吃

2. 一贯性

二、填空题

1. 口吃的原因有_____、_____、_____、_____、_____、_____。

2. 口吃患者努力性表现体现在_____、_____、_____、_____。

3. 口吃患者的呼吸异常表现在_____、_____、_____。

三、简答题

1. 学龄前儿童口吃的治疗方法有哪些?

2. 口吃儿童的呼吸训练怎样进行?

第八章 ｜ 听力障碍

08章 数字内容

 导入案例

患者，女性，23 岁。耳鸣伴目眩、恶心、全身无力、睡眠不佳 1 年余，加重 2 天，左耳比右耳听力缺失严重，精神压力大，影响到了正常的工作和生活。

请思考：

1. 该患者的评定和治疗方案是什么？
2. 该患者是否应佩戴助听设备？

第一节 概 述

听觉是人类重要的感觉功能之一，正常的听觉功能对于维系人与人之间、人与周围环境之间的相互交流具有重要意义。当人出现听力障碍时，将带来学习、社交能力的障碍及心理、精神的创伤。不同类型和程度的听力障碍对于正常言语的形成、发展和成熟过程将产生不同的影响。

一、听力障碍的概念

按照《残疾人残疾分类和分级》国家标准,听力障碍定义为听觉系统中的感音、传音以及听觉中枢发生器质性或功能性异常,而导致听力出现不同程度的减退。听力障碍又称耳聋。

二、听力障碍的分类与病因

听力障碍有多种分类方法,按病变部位分为传导性聋、感音神经性聋和混合性聋;按发生时间顺序分为先天性聋和后天性聋;按与言语功能发育之间的关系分为语前聋和语后聋等。临床上听力障碍最常用的分类方法是按照耳聋的性质和发生部位划分的三种类型。

1. 传导性聋 发生于外耳、中耳的病变使经空气路径传导的声波经鼓膜和听骨链到达内耳时声能减弱,从而导致不同程度的听力障碍,称为传导性聋。传导性聋的听力学检测特点为:①音叉测试,骨导听力优于气导听力[林尼(Rinne)试验阴性,韦伯(Weber)试验偏向患侧,施瓦巴赫(Schwabach)试验骨导延长];②纯音听阈测试,骨导听阈基本正常,气导听阈提高,各频率气骨导听阈差距>10dB;③言语测听显示言语识别率基本正常;④鼓室压图常表现为 B 型、C 型、As 型和 Ad 型等异常图形,分泌性中耳炎伴鼓室积液时鼓室压图常为 B 型;⑤听性脑干反应(ABR)测听可能显示各波潜伏期延长,但波间期正常。

可导致传导性聋的病因如下:

(1)外耳、中耳炎症:如急慢性中耳炎(分泌性或化脓性)、乳突炎、外耳道炎、鼓膜炎等。

(2)外伤:如外伤性鼓膜穿孔、颞骨骨折导致的鼓室积血、听骨链中断等。

(3)异物:如外耳道异物、耵聍栓塞、中耳表皮样瘤等。

(4)肿瘤:如外耳道肿瘤、颈静脉球瘤、中耳血管瘤、中耳癌等。

(5)先天畸形:如先天性外耳道闭锁、听骨链畸形、窗膜发育不全等。

(6)某些特殊部位疾病:如耳硬化症、前半规管裂等,在早期也可表现为传导性听力障碍。耳硬化症早期,听力曲线中骨导听阈在 2 000Hz,常出现向下的"V"形切迹,称卡哈切迹(Carhart notch),是耳硬化症早期的特征性表现。

2. 感音神经性聋 内耳毛细胞、血管纹、螺旋神经节、听神经或听中枢的器质性改变,导致声音信息感知、传递或分析过程的障碍而产生的听力减退,称为感音神经性聋。感音神经性聋包括感音性聋、神经性聋和中枢性聋,分别指由于内耳听觉感受器、听神经和听觉中枢病变所导致的听力障碍,由于临床上不易通过常规测听方法区分而统称感音神经性聋。感音神经性聋的听力学特点:①音叉试验,气导优于骨导(Rinne 试验阳性,Weber 试验偏向健侧,Schwabach 试验骨导缩短);②纯音听阈测试,气、骨导听力曲线一致性下降,气骨导差距 <10dB;③阈上听功能测试,耳蜗病变患者重振试验阳性,即声强的轻

度增加可引起响度的异常增加;蜗后病变患者可出现异常听觉疲劳和听觉适应现象;④言语测听显示言语识别率降低;⑤鼓室压图基本正常;⑥ABR可出现各波潜伏期延长,蜗后病变(如听神经瘤)时可出现V波消失或I～V波间期延长,两耳V波潜伏期差>0.4ms。

感音神经性聋是临床最多见的听力损失类型。导致感音神经性聋的原因如下:

(1)遗传性聋:为基因或染色体异常导致。根据遗传方式的不同分为常染色体显性、常染色体隐性、X/Y染色体以及线粒体遗传性聋;根据表型差异分为综合征性和非综合征性遗传性聋。目前已知最多见的类型是GJB2基因突变导致的常染色体隐性非综合征遗传性聋,约占所有非综合征性聋的50%。

(2)老年性聋:为伴随人体老化出现的听觉器官的退行性改变,机制不明。主要表现为双侧对称性、缓慢进展的感音神经性聋,初期常以高频听力损失为主,逐渐发展为所有频率的听力损失。按照病变发生的部位,老年性聋分为多个类型,较常见的有:①感音性,表现为内耳毛细胞的退行性改变,数量减少;②神经性,耳蜗螺旋神经节细胞数量减少;③血管纹性(代谢性),耳蜗血管纹的萎缩、变性;④耳蜗传导性,可能与基底膜硬化有关。

(3)耳毒性聋:为由于药物或长期接触某些化学品导致的耳聋。临床上最常见的是接触氨基糖苷类抗生素导致的药物性聋,如链霉素、庆大霉素、卡那霉素、新霉素等。水杨酸类止痛药、襻利尿剂(如呋塞米)、抗肿瘤药物(如顺铂)、抗疟药(如奎宁)等也是较常见的耳毒性药物。耳毒性聋可在接触有害物之后任何时期发生,并可在停止接触后继续进展。目前发现,氨基糖苷类药物致聋除与药物毒性和剂量有关外,个体存在线粒体基因缺陷可能是更主要的原因。

(4)噪声性聋:为急性或慢性强声刺激损伤听觉器官而导致的听力障碍。早期噪声性聋典型的听力曲线为4 000Hz的"V"形听力下降,之后波及其他频率,高频听力下降突出。

(5)特发性突聋:为突然发生的原因不明的感音神经性聋。可能与内耳供血障碍、病毒感染、膜迷路积水或窗膜破裂有关。部分患者有自愈倾向。

(6)自身免疫性聋:多发于青壮年,为双侧同时或先后出现、非对称性、进行性的感音神经性聋。听力呈波动性,可伴前庭症状。免疫抑制剂对部分患者有效。

(7)创伤性聋:包括由于头部外伤、耳气压伤或急慢性声损伤导致内耳损害而引起的听力障碍。

(8)其他:一些全身系统性疾病如高血压、糖尿病、动脉硬化,以及一些代谢性疾病如甲状腺功能减退等,可以导致感音神经性聋。还有一些较常见的疾病如梅尼埃病、小脑脑桥角肿瘤、多发性硬化等,也可导致感音神经性聋。

3. 混合性聋　听觉传音系统和感音神经系统同时受累导致的耳聋称为混合性聋。混合性聋的听力曲线兼有传导性聋和感音神经性聋的特点,低频区存在明显的气骨导间距,高频区则气骨导听阈均下降。混合性聋常见于长期慢性中耳炎患者,在鼓膜穿孔、听骨链病变的基础上,由于毒素经窗膜进入内耳同时引起感音性聋。耳硬化症后期,在镫骨足板固定的基础上耳蜗功能的损害也导致混合性聋。

第二节　听力障碍的评定

一、行为测听法

（一）评定方法

选择复合性声源（如击鼓玩具、吹哨子、吹喇叭等），观察受试者对声音刺激的反应。受试时间可使用秒表进行行为测听。

（二）评定标准

声音给出后，根据受试者的反应进行观察：6个月以下的婴儿会出现惊吓反应、听睑反射（又称瞬目反射）及唤醒反应；6个月到1岁的婴儿会出现声定位反应，即头转向声源一侧。这是一种粗略筛查听力异常的方法，由此可以粗略判断患儿对声音的敏感性。

（三）注意事项

行为测听法测试时应避免受试者接触或看见声源物品，可用手帕或毛巾将测试工具掩盖进行测试。

二、纯音听阈检查法

纯音是指一种仅具有单一频率成分的声音。应用于纯音听力测试的纯音信号升降时间为15～25ms，全时程为1～2s。纯音听阈测试是主观测听法之一。听阈是指在规定条件下给以特定的声信号，测试中能察觉一半以上次数的最小声压级或振动力级的声音。纯音听阈测试是目前唯一能准确反映听敏度（听力损失程度）的行为测听法，其意义在于：①测定听力损失的类型（传导性、感音神经性或混合性）；②确定听阈提高的程度；③观察治疗效果及病程中的听阈变化。

（一）条件

1. 准确而符合标准的纯音听力计。
2. 符合标准的隔音室。
3. 经过严格训练的测试人员。

（二）纯音听力计种类

纯音听力计应符合国家标准规定的要求，包括手控听力计、超高频听力计、自动描记听力计、计算机控制听力计等。

（三）检查结果与分析

1. 听力图　普通电测听计可以测出从125Hz至8 000Hz共7个频率的最小听阈值。在听力图上，以横轴刻度表示Hz，纵轴刻度表示dB。①气传导的记录方法：右耳以"○"表示，左耳以"×"表示；②骨传导的记录方法：右耳以"【"表示，左耳用"】"表示。气传导阈值描计在线上,骨传导阈值描计在纵线两旁。将所测到的结果按频率在听力图上标出,再用线条连成一线就形成一条听力曲线。

2. 纯音听力图分析

(1)传导性耳聋:听力图主要特征是骨传导曲线正常(0dB)或接近正常,气传导听力损失为 30~60dB,曲线下降,并且在低频率损失较重。

(2)感觉神经性耳聋:听力图主要特征是听力曲线呈渐降或陡降型,气、骨传导同时下降,两者相差小于 10dB,高频率听力损失较重。

(3)混合性耳聋:听力图主要特征是气传导与骨传导曲线均下降,并且气传导曲线低于骨传导曲线。

三、听性脑干反应

用瞬态声(短猝音)作为刺激声,给声后从受试者头皮记录出一组电波,最多由 7 个反应波构成,这些反应波来源于听神经和脑干与听觉有关的神经核团,故称为听性脑干反应(auditory brainstem response,ABR),又称听觉脑干诱发电位、脑干听觉诱发电位、脑干电位、电反应测听等。

(一)测试的原则

刺激强度遵循从高到低,直至反应波完全消失。反应波最后出现的强度要重复测试。真正的反应波有良好的可重复性。初始测试强度在 70dBnHL 左右,如果能够引出清晰的 Ⅰ、Ⅲ 和 Ⅴ波,则降低刺激强度,否则增加刺激强度。

(二)结果的判定

诱发电位中,用来评价听阈水平的理想成分必须具有以下特点:图形稳定、容易记录,在接近正常的行为听阈时仍可以记录到;在各年龄段呈现的波形都容易被辨认。正常听力者 ABR 的 Ⅰ、Ⅲ、Ⅴ波的引出率为 100%。只有Ⅴ波具备上述特点。

1. 正常　70dBnHL,引出清晰的 Ⅰ、Ⅲ、Ⅴ波,且各波的潜伏期在正常范围。Ⅴ波阈值≤30dBnHL。

2. ABR 异常　可有多种表现,如反应波缺失、潜伏期延长、反应阈值升高等。

3. 听力损失严重者　无任何反应波。

(三)各波的测量

潜伏期是最重要的参数。潜伏期是指声音发出到出现反应波所需要(经过)的时间。潜伏期包含了声音从外耳、中耳到内耳毛细胞,毛细胞与听神经末梢的突触传递,听神经本身兴奋传播,兴奋在不同的听觉神经核团之间的传播过程所需要的时间等。

上述因素中,从耳蜗开始到兴奋达各个听觉神经核团所需时间是构成潜伏期主要部分。这个过程与刺激声强度、刺激声频率特性、性别以及听力损失程度有关。由于波的起点有时不易判断,所以临床上都是测量波的顶点与测试声触发点的时间间隔,这种潜伏期是峰潜伏期。诱发电位反应波的最大特点就是潜伏期相对稳定,总是在给声后某一时间出现。正常听力的年轻人,70dBnHL短声引出的Ⅰ波潜伏期在1~2ms之间,Ⅲ波为3~4ms,Ⅴ波为5~6ms。如果与此相差过大则为异常。

除潜伏期外,波振幅也是判断是否引出反应波的重要依据。但由于不同个体之间波振幅可有较大差异,所以临床上不做反应波绝对振幅测量。但对同一个体来说,如果前后测试结果波振幅改变较大,应分析原因。Ⅴ波的特点:正常听力成人,Ⅴ波是振幅最高的波,而且有一个明显的负波(向下)。各波的潜伏期随刺激强度降低而逐渐延长。各波的振幅随刺激强度降低而逐渐减小直至消失。

(四)影响因素

影响 ABR 结果的主要因素是受试者状态。环境越安静越好,所以测试最好在受试者睡眠下进行,因为睡眠时肌电明显降低。极间电阻要在 $10k\Omega$ 以下,越低越好。测试状态不理想时增加叠加次数,最多可达 4 096~5 210 次。避免与电磁波发生源相邻。

四、辅 助 检 查

(一)实验室检查

1. 脑脊液检查。

2. 其他必要的项目包括血常规、血电解质、血糖、尿素氮等。

(二)其他辅助检查

1. 耳鼻咽喉科检查及听觉检查。

2. 颅底部摄片、头颅 CT 及 MRI 检查。

3. 其他辅助检查项目有胸透、心电图。

五、鉴 别 诊 断

1. 听神经瘤　成人多见,发病缓慢,听力进行性减退,为感音性耳聋,无复聪现象,常有其他脑神经受损的症状。

2. 脑干病变　脑干的血管性及肿瘤病变眩晕症状持久,常有眼震、听力减退及其他神经系统的相关体征。

3. 耳蜗神经药物中毒性损害　儿童及青少年多见。引起耳蜗神经损害的药物较多,各种药物对耳蜗神经损害的程度与部位不尽相同:链霉素、庆大霉素主要影响前庭;新霉素、卡那霉素及万古霉素影响耳蜗,其中新霉素影响耳蜗程度最严重;磺胺类药物可引起听力减弱及耳鸣,但如果出现前庭症状,则听力障碍将难以恢复;水杨酸类药物在服用过量或药物过敏的患者中可导致听力减退,主要使耳蜗螺旋神经节细胞变性,损害程度轻,较容易恢复。

4. 常见的导致传导性听力障碍的疾病　多数听力缺陷是后天传导性的听力丧失,多与中耳炎及其后遗症有关。

第三节　听力障碍的康复治疗

一、听　觉　训　练

听觉训练的基本原则是早诊断、早治疗,要尽早利用残余听力,最大限度地提高对日常多种声音的辨认、区别和理解的能力,使听力障碍患者能够尽早回归有声世界。对听力障碍者进行听力训练,就是要根据听力状况、智力以及语言发展水平,充分利用其残余听力进行听觉唤醒训练。听觉言语功能康复是听力障碍儿童早期康复教育的重要基础。

(一)声刺激

1. 训练工具　有条件的地方可应用多媒体辅助听觉学习系统、语言功能障碍诊治仪;也可以根据有限条件采用吹哨子、吹喇叭、击鼓等高频、大音量器具进行训练。多媒体辅助听觉学习系统是在传统听力训练的基础上发展起来的,运用影像画面、逼真的声音等优势,吸引着患儿参与训练。

2. 训练的目的　唤醒患儿听觉,培养患儿注意声音的良好习惯。

3. 训练方法

(1)每天分时段、坚持让患儿听高强度的声音:不论患儿对声音有没有反应,都要坚持每天用大声反复刺激听觉器官,每次几分钟至十几分钟不等,循序渐进。每次训练后,间隔10min再进行下一轮训练,以避免引起患儿的疲劳和厌学情绪。若听到这样的声音,患儿在表情上有所表现,则可适当降低强度。多媒体系统应用可触摸式屏幕调动患儿的动手和模仿能力,使用动画激发患儿学习兴趣和主动性,使患儿听觉训练效果加强。

(2)玩捉迷藏游戏:治疗师让几个孩子分别躲藏好,然后发出声音,再让寻找的患儿根据听到的声音去寻找。为了提高患儿学习的兴趣,可以要求被找到的小朋友表演一些节目,或者让其发出很响亮的叫声。

(二)乐音刺激

1. 训练用具　多媒体系统中的录音程序、音乐播放器等。

2. 训练目的　让患儿充分使用残余的听力,尽量多地接受来自外界的声音刺激,尽可能地帮助其能够生活在有声世界中。

3. 训练方法

(1)听音乐、歌曲:训练者可以和患儿一起听音乐、歌曲,但并不一定要求患儿全部能够听到、听懂。乐音刺激训练包括三部分:乐音感受训练、乐音活动训练以及乐音欣赏训练。不管是哪一种训练,都要求患儿尽量利用自己的残余听力。同时,也要利用患儿的触觉等其他感觉器官的功能。让患儿跟随音乐节奏拍手、跺脚、点头等,开始训练时治疗师带领患儿进行,逐渐培养患儿单独进行。

（2）击鼓传花游戏：让患儿们围坐在一圈,音乐开始时按照节奏传递物品。音乐停止,传递也停止,物品传到谁的手上,谁就要表演节目,表演的内容可以是训练内容之一。

（三）辨音训练

在声刺激和乐音刺激的基础上进行辨音训练,让患儿分辨自然界各种动物的叫声(可鼓励患儿进行模仿)、不同物体发出的声音、各种交通工具的声音,分辨多种乐器发出的声音等,能分辨的声音越多越好。

1. 辨别声音有无　通过游戏的方式让患儿辨别声音的存在。可以让患儿听到声音跳一跳,或者往盒子里放一颗珠子等。该方法不仅能够训练患儿的听力,而且还能训练患儿的动作协调能力。

2. 辨别声源　利用能够发出声音的物体以及通过预先录制的声音进行训练。如游戏训练"什么东西在响",训练开始时治疗师先出示能够发出声音的物体,在患儿面前敲击,然后问患儿是否听见声音,如果听见了就举手。也可以同时教患儿说出物体的名称,如说"钟",同时看"钟"的图片。

3. 辨别声音的数量　要求患儿能够辨别听到的声音有几个。训练中所呈现的声音可以是断续的,让患儿记住共发出了几个声音。训练遵循从易到难的原则。开始阶段,用玩偶代表一个声音,治疗师在一个声音出现的同时出示一个玩偶,有几个声音就出示几个玩偶。然后让患儿看看到底有多少个玩偶,再让患儿听一遍,感受声音的多少。最后可以分别发出数量不同的声音,让患儿进行辨别。

4. 辨识声音的远近　治疗师以离患儿不同距离的位置发出同样强度的声音,然后让患儿辨别声音的远近。也可以采用生活中的声音,如录制从远处开来的火车或近处行驶的汽车所发出的不同声音,进行分辨。

5. 辨别声音的高低　选用发出不同频率声音的器具,辨别声音的高和低。

声音辨别训练是为进一步训练声音语言打基础,训练要循序渐进。

（四）训练的注意事项

1. 声音刺激应丰富　要让听力障碍儿童感受丰富的声音,无论是自然声还是言语声,要注意在音调、音强、音长、音质等方面的变化。让患儿认识多种多样的声音,应避免单调的声音,如在讲故事时,有时用尖细的声音模仿小鸟,有时用低沉的声音模仿大象。

2. 多听有意义的声音　听觉训练应与日常生活相结合,让患儿多听有意义的声音。在听觉训练时,不要总是敲击物体发出声响,应让患儿多感受有实际意义的声音,让患儿把各种声音与相应的事物联系起来,如电话铃声、流水声、敲门声、交通工具的声音等。

3. 注意语句的完整性　在康复训练或日常生活中,成人不要主观地认为听力障碍儿童能力水平达不到,所以总是把稍长的句子分开说,这样会限制患儿听觉和语言水平的提高。在听力训练中,应根据患儿的听力水平,有意识地延长句子长度或增加听辨的词汇数量,以逐渐提高其听觉记忆水平和对语言整体的理解水平。

4. 长期坚持　听觉训练应每天进行。听觉训练与语言训练一样,是一个长期的任务,在刚开始康复训练时可多安排一些听觉训练活动；当患儿学会聆听、能够较好地运用残余听力时，可适当减少听觉训练的时间，但不能完全取消，可以与言语训练灵活结合。

二、构 音 训 练

构音训练目的是通过训练培养患儿口部的张开、闭合能力，为发音做好准备。主要通过舌位进行，可进行口腔训练、舌位训练、鼻音训练、口唇部肌肉力量的训练等，让患儿在大量听力训练的基础上，借助视觉、触觉等进行训练。

（一）训练方法与提示

1. 开始练习时，治疗师先做示范，帮助患儿了解张大口的活动过程。

2. 要求患儿在训练时保持轻松愉快的情绪，可以在音乐的伴奏下进行。

3. 利用双手（手指打开收拢）与嘴的张开、闭合同步。

（二）训练时容易出现的问题

1. 上下唇自然开合无力。

2. 张大口时舌头乱抖动。

3. 口张开时上下唇非常紧张，双唇呈紧收状态。

患儿起音不正常，特别是出现硬起音时，除通过听觉进行纠正外，还可以帮助患儿通过发音锻炼声带起振进行训练：元音发音时气流通过口腔，不受阻碍，声带振动。发音时可让患儿触摸治疗师的喉结，感受声带的振动。

三、言语－语言训练

1. 呼吸训练　目的是帮助听力障碍儿童在自然呼吸的基础上学会自主控制呼吸和言语呼吸的方法，养成正确的言语呼吸的习惯和能力。训练方法以腹式呼吸、强调膈肌呼吸为主，以改善异常呼吸模式，有效减少呼吸辅助肌的使用，达到改善呼吸效率，降低呼吸能耗的目的。

2. 发音训练　发音训练是指听力障碍儿童对声音有了一定的认识后，诱导其发音并逐步掌握正确的发音部位和发音方法，进行正确发音。多数听力障碍儿童的发音器官并没有器质性病变，只是由于缺乏锻炼，不能掌握发音方法；有的患儿发音则是相对不够灵活或有一些错误的发音习惯。发音训练的目标是帮助听力障碍儿童掌握正确的发音方法，形成良好的发音习惯。

（1）发音诱导准备训练（肩颈部放松训练、构音器官放松训练、发音器官放松训练、口腔唇齿部训练）。

（2）起声训练（自然起声感知训练、目标音起声感知训练）。

（3）发声功能训练。

（4）构音功能训练。

（5）语音能力训练。

（6）拼音训练。

3. 言语交流训练　言语交流训练是指利用听觉训练、说话训练、语言知识训练的基础，训练听力障碍儿童听话和说话的一些规则和技巧的使用，如交流的兴趣、如何提问和如何回答、控制音量、配合仪容和体态、表达出来的意思有连贯性和逻辑性等。目的是培养听力障碍儿童的交往意识，鼓励其用一切交往方式，逐步掌握交往的基本技能，在交往中巩固和发展语言，更好地进行言语交流。

四、其他治疗

1. 药物治疗　目前尚无确切疗效的药物，可适当给予 B 族维生素、血管扩张药。

2. 心理康复　指导患儿及其家属正确面对疾病，选择有效方法进行治疗和康复。

3. 中医康复　针灸对听力障碍有一定的疗效。

第四节　助听器的类别与选配

一、助听器的分类

助听器是指为了帮助听力障碍患者听到声音的助听放大设备。助听器由麦克风、放大器、耳机、电源、音量控制开关等构成。

根据使用范围助听器分为集体助听器和个体助听器。集体助听器主要用于集体教学、野外教学等方面，多设于各级康复机构、学校以及个别的影视中心等。个体助听器根据外观和佩戴位置又分为盒式、耳背式、耳内式、耳道式、完全耳道式、眼镜式、骨导式助听器。其中耳背式、耳内式、耳道式、完全耳道式和眼镜式助听器又称耳级助听器，较其他类型的助听器更接近生理状态。

根据芯片中信号处理技术的不同，助听器分为模拟助听器和数字助听器。从声音放大原理的角度，助听器分为线性助听器和非线性助听器。根据最大声输出不同，助听器可分为小功率、中功率、大功率及特大功率四类。另外，还有多通道助听器、编程助听器、定制式助听器、双耳助听器、移频助听器、一次性助听器、植入式助听器等。

二、助听器验配的适应证

1. 听力障碍儿童　确诊后应尽早验配助听器。即使是轻度听力损伤，也要重视听力补偿，以避免影响言语的发展。适合助听器验配的听力损失程度为轻度到重度。

2. 听力障碍成人　尤其是语后聋者,一经确诊应及时验配助听器,以提高生活质量。适合助听器验配的听力损失程度为中度到重度。

3. 重度以上听力障碍者　在验配助听器效果甚微或无效时,可考虑人工耳蜗植入。如手术条件暂时不具备,也应及时选配特大功率的助听器,以保证能够接受声音刺激,提高听觉敏感性。

4. 双耳听力障碍者　原则上需双耳验配助听器,如受条件限制也可单耳验配,但应向患者指出单、双耳验配的优缺点。

5. 单耳验配助听器的原则　一般双耳听力损失均 <60dB,选择听力差的一侧验配;双耳听力损失 >60dB,选择听力好的一侧验配;双耳听力损失相差不多,选择听力曲线较平坦的一侧;日常惯用耳也是单耳验配时应考虑的因素。

从理论上讲,任何一位听力障碍患者均可能成为助听器的使用者。遵循早诊断早佩戴的原则,宣传助听器验配知识,帮助患者正确建立适当的期望值,取得患者的知情同意,验配助听器后能够进行正确的适应性训练,对提高助听器补偿效果是非常重要的。

三、助听器验配的程序

1. 综合听力学评估　主要内容为询问病史、耳科常规检查、听力测试、耳聋诊断与鉴别诊断。

2. 助听器验配　包括助听器选择、耳模配置、助听器调试、适应性训练及助听听阈测试等。

3. 效果评估　通过满意度问卷、助听听阈测试、林氏六音测试等对助听效果进行评估。

4. 跟踪随访　包括听觉语言康复指导及听能管理等内容。

5. 助听效果分析　验配助听器后,对无语言能力的听力障碍儿童采用以啭音、窄带噪声及滤波复合音为测试音的数量评估法。对有一定语言能力的聋儿选择用儿童言语测听系列词表,通过在安静环境中及有背景声的环境中的言语识别得分判断助听效果,用这种方法可以了解聋儿听觉外周至中枢听觉路径全过程情况,故称为听觉功能评估法。目前这两种方法均用于助听器验配临床效果量化评估。

 知识拓展

中国的听觉能力评估标准

为了对助听效果评估进行量化,20世纪80年代日本听力学家恩地丰和原中国聋儿康复研究中心高成华把正常人长时间平均会话声谱用于听力障碍患者的助听器验配,并以此为依据作为临床助听效果评价标准。随着听力学的发展和助听器验配技术的进步,临床助听效果评价方法不断完善。孙喜斌于1993年提出了中国聋儿听觉能力评估标准，同年通过专家鉴定并在聋儿康复系统内试行。

四、助听器选配的注意事项

助听器选配时应到正规的医疗机构,对听力进行全面检查,用电测听等仪器准确地评价耳聋的程度。如果没有相应条件的医疗机构,听力损失程度与助听器功率的选配可按口语试验进行评估。

本章小结　　听觉障碍又称耳聋,分传导性、感音神经性和混合性聋,可通过行为测听法、纯音听阈检查法、听性脑干反应等进行评定。听力障碍的康复治疗包括听觉训练、构音训练、言语－语言训练等。

（徐筱潇　张　雯）

 思考与练习

一、名词解释

1. 听力障碍
2. 传导性聋
3. 遗传性聋
4. 噪音性聋

二、填空题

1. 可导致传导性聋的病因有_____、_____、_____、_____、_____、_____。

2. 导致感音神经性聋的原因有_____、_____、_____、_____、_____、_____、_____。

三、简答题

1. 简述听力障碍患者的听觉训练方法。
2. 简述听力障碍患者的言语－语言训练方法。

第九章 | 吞咽障碍

09章 数字内容

导入案例

患者,男性,44 岁。1 个月前出现右侧肢体乏力,讲话不清,进食缓慢,偶有呛咳,咽喉部常有异物感。既往曾有右侧脑梗死,左侧肢体乏力 1 年,治疗后基本恢复。头颅 MRI 显示双侧额顶叶陈旧性梗死灶,双侧半球皮质下白质多发缺血性病灶,左侧更明显,脑干可见小梗死灶。吞咽评估:咀嚼力量不足,食团形成和运送困难,咽期启动慢,吞咽后右侧梨状窝有少量残留,评估中未见误吸。

请思考:

1. 该患者属于哪一类型的吞咽障碍?
2. 该患者的具体治疗方法有哪些?

第一节　概　　述

吞咽是最复杂的行为之一,是食物经咀嚼形成的食团经由口腔、咽和食管,再入胃的过程,需要口腔、咽、喉、食管等共同参与和协调运动才能完成(图9-1)。吞咽障碍是一个总的症状名称,是指口腔、咽、食管等吞咽器官发生病变时,患者的饮食出现障碍或不便而引起的症状。吞咽障碍的症状因病变发生的部位、性质和程度不同而有很大的差别,掌握吞咽运动相关解剖及生理的知识是处理吞咽障碍的先决条件。

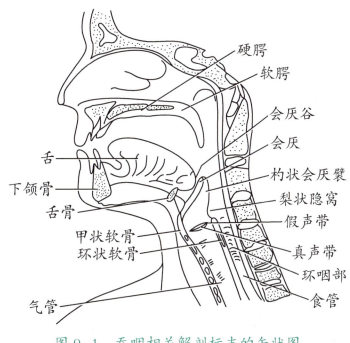

图 9-1　吞咽相关解剖标志的矢状图

一、吞咽相关的正常解剖

1. 口腔　口腔是吞咽的起始器官。口腔前部为口唇,唇部以口裂为界与外界相通;后部经由腭垂、腭咽弓、腭舌弓与舌根围成的咽峡与咽部相通;上壁为上牙列、硬腭、软腭;下壁为下牙列、舌和口腔底;口腔侧壁为颊。

2. 咽　咽上方通鼻腔,前上方通口腔,下方通喉、食管,是呼吸道和消化道的共同通道。咽分为上、中、下三部分:①上咽,为鼻后孔上端至腭垂根部间的区域;②中咽,上接下咽,下在舌骨高度接下咽,前在咽颊处通口腔;③下咽,从会厌前段向下渐细,在环状软骨后部通食管。会厌与舌根间的缝隙为会厌谷,会厌与甲状软骨间的浅沟为梨状隐窝。

3. 食管　食管是与咽部相连的管腔,上端与环状软骨后部持平,由食管入口开始,下端位于膈的食管裂孔下部,为贲门,与胃相连。食管可分为颈部、胸部、腹部三个部分,并有各自狭窄的部分。

4. 喉　喉既是呼吸通道,又是发音器官。吞咽食物时,舌根向后方压迫会厌向下封闭喉口,使食团进入咽,避免食物在吞咽时进入呼吸道而引发呛咳;喉随咽上提且稍向前移使食管上括约肌打开,食管入口开放。

二、正常的吞咽过程分期与特点

正常人的吞咽运动分为五个阶段:口腔前期、口腔准备期、口腔期、咽期和食管期(图 9-2)。

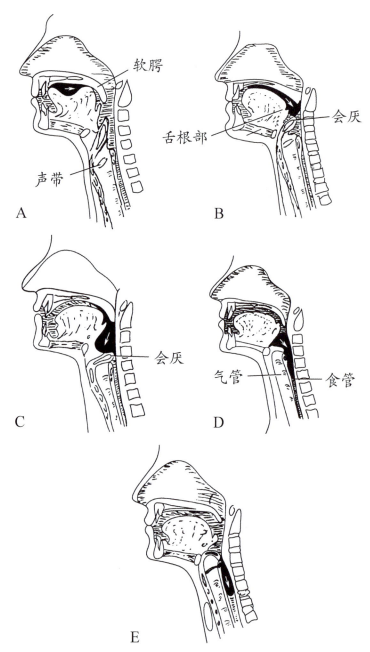

图 9-2　吞咽运动从口腔准备期到食管期的解剖划分
A. 口腔前期;B. 口腔准备期;C. 口腔期;D. 咽期;E. 食管期。

（一）口腔前期

口腔前期是通过视觉和嗅觉感知食物,用餐具或手将食物送至口的过程。

（二）口腔准备期

口腔准备期是摄入食物并在口腔内咀嚼形成食团的过程。

口腔准备期的生理特点:充分张口,食物进入口腔之后口唇闭合。舌感知食物,包括食物的味道、温度和质地。如果是固体食物,需要咀嚼肌、下颌及面颊部肌肉配合舌的运动挤压食物。食物与唾液充分混合后,最终形成食团。此阶段,软腭位于舌后部以阻止食物或流质流入咽部。

这一时期是受随意控制的,在任何时候都可以停止。食物进入口腔后,咽与喉处于静止状态,呼吸道开放且可以自由呼吸。

（三）口腔期

口腔期是预备好的食团经口腔向咽运送的过程。

口腔期生理特点:食团被舌根推过腭咽弓之后,舌根上抬,与硬腭接触面扩大的同时,向后挤压食团进入咽部;与此同时,软腭开始提升,与咽后壁相接,关闭鼻咽与口咽的间隙,形成鼻咽腔闭锁。

（四）咽期

咽期是食团通过吞咽反射由咽部向食管运送的过程。

咽期的生理特点:软腭上抬和后缩完全闭锁鼻咽腔,阻止食物进入鼻腔;舌根下降、后缩与咽后壁接触,关闭口咽腔,防止食物反流进入口中;舌根向后方压迫会厌向下封闭喉口,喉随咽上提且稍向前移,使环咽肌开放,食管入口开放;咽缩肌规律地由上至下收缩,推动食团向下移动。此期间是吞咽的最关键时期,必须有完好的喉保护机制,以防食物进入呼吸道。

此期为非自主性活动,一旦启动则不可逆。

（五）食管期

食管期是指食团通过食管进入胃的过程。

食管期的生理特点:从环咽肌开放开始,食管产生顺序蠕动波推动食团通过食管,位于食管下端的下食管括约肌放松,使食团进入胃。

 知识拓展

吞咽与呼吸的关系

呼吸和吞咽都是维持生命的主要功能,两者之间有着密切的关系。正常吞咽时口腔准备期,咀嚼食物时用鼻呼吸;在咽期,食团刺激了软腭的感受器,引起一系列肌肉的反射性收缩,尤其是声带内收,声门闭合,喉上抬并紧贴会厌,关闭喉入口,此时咽与气管的通道封闭,呼吸暂时停止,食物通过咽;随后,重新恢复的呼吸过程由呼气开始。如果在吞咽过程尤其是咽期发生呼吸急速,咀嚼时用口呼吸,吞咽瞬间呼吸或任何能使声门不能及时和恰当关闭的情况,都有可能使食物和液体进入呼吸道,引起误吸。

三、吞咽过程的神经支配

(一)吞咽反射

吞咽是一种典型的、复杂的反射运动。吞咽反射的传入神经包括来自软腭(第Ⅴ、Ⅸ对脑神经)、咽后壁(第Ⅸ对脑神经)、会厌(第Ⅹ对脑神经)和食管(第Ⅹ对脑神经)等处的脑神经的传入纤维,基本中枢位于延髓内。支配舌、喉、咽肌肉动作的传出神经是第Ⅴ、Ⅸ、Ⅺ和Ⅻ对脑神经,支配食管的传出神经是第Ⅹ对脑神经。

吞咽的神经结构相当复杂,吞咽过程的调节需要以下几个要素:来自周围神经系统的感觉传入;一个或几个中枢性协调中心;相互协调的运动反应。

(二)吞咽不同分期的神经支配

皮质、皮质下中枢主要控制吞咽运动的随意运动,尤其是口腔前期、口腔准备期、口腔期的吞咽运动。吞咽中枢位于脑干,主要是延髓。至少有 6 对脑神经参与吞咽运动的过程(表 9-1)。

表 9-1　吞咽不同分期的神经支配

吞咽过程(分期)	生理作用(包括主要相关肌肉)	主要神经支配
口腔前期	感知食物,用工具摄取食物	
口腔准备期	闭合口唇(口轮匝肌、颊肌)	面神经
	咀嚼运动(咀嚼肌)	三叉神经
	搅拌食物(舌肌、颊肌)	舌下神经、面神经
	保持食物在口腔内,并协助咀嚼(面肌、腭肌)	舌咽神经、迷走神经、三叉神经、面神经
口腔期	推送食团,闭锁鼻咽腔(腭肌)	三叉神经、舌咽神经、舌下神经、迷走神经
咽期	推动食物进入食管(咽肌)	迷走神经、副神经
	封闭呼吸道(咽肌、喉肌)	舌咽神经、迷走神经
食管期	肌肉蠕动输送食团	迷走神经、交感神经

四、吞咽障碍的分类

吞咽障碍的分类方法有两种:按有无解剖结构异常分为功能性吞咽障碍和器质性吞咽障碍;按解剖部位的不同分为口咽部吞咽障碍和食管部吞咽障碍。

1. 器质性吞咽障碍　器质性吞咽障碍是指口腔、咽、喉部的恶性肿瘤手术后,由解剖构造异常引起的吞咽障碍。肿瘤、吞咽通道及邻近器官炎症性疾病(多为急性的)、颈椎骨刺、甲状腺肿等疾病引起的压迫以及气管插管等,均可引起此型吞咽障碍。患者常主诉吞咽时疼痛、很难吞咽或食物卡在某处,一般可进流食。

2. 神经性吞咽障碍　神经性吞咽障碍是指由中枢及末梢神经系统障碍引起的,解剖结构并无异常,常因运动异常导致吞咽相关肌肉无力或运动不协调引起的吞咽障碍。常见疾病包括脑血管意外、脑外伤、脑肿瘤、吉兰-巴雷综合征、重症肌无力、多发性硬化、帕金森病等。

3. 功能性吞咽障碍　功能性吞咽障碍是指解剖结构及神经系统均无异常,吞咽生理机制正常,而患者害怕吞咽、对吞咽表现出的癔症性反应。功能性吞咽障碍常由心理障碍引起。

五、吞咽障碍的临床表现

按解剖部位的不同,吞咽障碍的临床表现如下(表9-2):

1. 口咽部吞咽障碍　口咽部吞咽障碍又称"高位"吞咽障碍,引发吞咽动作时较费力,通常认为颈部是存在问题的部位。

2. 食管部吞咽障碍　食管部吞咽障碍又称"低位"吞咽障碍,可能发生的部位在远端食管。当固体和液体都发生吞咽障碍时,通常存在食管运动障碍;若吞咽障碍仅限于固体,则提示有管腔狭窄和机械性阻塞的可能;若呈进行性,则考虑溃疡性狭窄或肿瘤。

表9-2　不同部位吞咽障碍的临床表现

	口咽部吞咽障碍	食管部吞咽障碍
发生时间	吞咽前、吞咽时	吞咽后数秒内
类型	吞咽起始动作困难	胸骨后堵塞感
起病及进程	长期持续(脑瘫、肌营养不良等)	逐渐起病,进展缓慢(消化性狭窄、失弛缓、癌症等)
食物团块硬度	对液体吞咽较困难	对固体吞咽较困难

	口咽部吞咽障碍	食管部吞咽障碍
合并症状	说话或声音有变化,衰弱或缺乏运动控制力,咳嗽,呛咳;流涎,吞咽后食物停滞或"黏着"在咽喉处,反复吞咽"清理嗓子"	胸部饱满感,堵塞感,胸痛,延迟呕吐胃内容物,慢性胃灼热感
次要症状	体重减少,脱水,胃口和食欲变化,肺炎等	体重减轻,慢性咳嗽,气短等

六、引起吞咽障碍的常见疾病

（一）脑血管疾病

吞咽障碍是脑卒中常见且严重的并发症,40% 急性期患者、16% 慢性期患者可检查出吞咽障碍。吞咽障碍可导致患者出现吸入性肺炎、营养不良、脱水等并发症,严重者导致死亡。根据病变部位可分为大脑半球病变和脑干病变。

在大脑半球病变中,一侧病变所导致的吞咽障碍可在数周内恢复正常;两侧病变所导致的吞咽障碍称为假性延髓麻痹,主要表现为口腔准备期和口腔期障碍,但吞咽反射仍存在。脑干病变所导致的吞咽障碍称为延髓麻痹,主要表现为咽期吞咽反射减弱或消失,患者误吸比较明显,治疗效果较差。假性延髓麻痹与延髓麻痹的鉴别诊断见表 9-3。

表 9-3　延髓麻痹与假性延髓麻痹导致吞咽障碍的鉴别

	延髓麻痹	假性延髓麻痹
损伤部位	下运动神经元损害	双侧上运动神经元损害
精神状态	不影响精神状态,情绪易变	影响精神状态,包括精神错乱、痴呆、定向和定位力差,常见情绪易变
咽反射	消失	存在
影响阶段	咽期	口腔期
言语症状	软弱性失语,发音困难,有鼻音	痉挛性失语,构音障碍,无鼻音
病理性反射	一般无病理性反射	一般有病理性反射

（二）神经肌肉疾病

神经肌肉疾病导致的吞咽障碍其原因大致可分为弛缓性肌力低下和不随意动作等运动过多两种。此外,中枢神经的变性疾病等可能使大脑功能障碍导致的口腔前期问题和肌肉紧张亢进同时出现。

1. 弛缓性肌力低下　主要疾病是肌萎缩侧索硬化、延髓空洞等神经性疾病。吞咽运动有关的肌肉,除舌肌、软腭等口腔肌肉外,咽缩肌、食管入口处括约肌(环咽肌)、喉闭锁肌的麻痹、弛缓发生问题。咽缩肌和喉闭锁肌的障碍尤其容易引起误咽,导致呼吸器官感染。可以通过半流质饮食缓解口腔期的障碍。

2. 运动过多,异常紧张　主要疾病是亨廷顿病、张力障碍等神经变性疾病、强直性肌营养不良等肌病、硬化病等引发软组织病变的疾病。

帕金森病是一种进行性变性疾病,临床表现主要包括静止性震颤、运动迟缓、肌强直和姿势步态障碍,口腔准备期、口腔期、咽期均受到影响。早期很少发现,随着病情的发展,误吸的概率随之增加。对吞咽的影响表现为:舌肌和咀嚼肌运动受阻,食团形成和移送情况不良,并发脱水和低营养;环咽肌通过障碍和咽部通过延长。

第二节　吞咽障碍的评定

一、吞咽障碍的临床评估

(一)主观评估

主观评估是由患者本人、照顾者、家属及其他相关人员提供的病历资料,包括主诉、管道情况、进食途径、使用的餐具、进食所需时间、需要帮助的程度、呛咳频率、呛咳发生的时间、反流情况、痰液的多少、近期是否发热、体重是否减轻,与吞咽相关的既往病史及其治疗,营养状态及用何种方式摄取营养,心理问题,是否服用影响吞咽的药物等。医生、治疗师、护士与患者面谈所涉及的有关症状及功能异常的描述均应记录。

(二)客观评估

1. 筛查　筛查多应用于门诊或入院时,可间接了解患者是否存在吞咽障碍以及障碍所导致的症状和体征,如咳嗽、肺炎病史,食物是否由气管套溢出等症状。筛查的主要目的是发现吞咽障碍的高位人群,确定是否需要做进一步的诊断性检查。筛查多以问卷调查和筛查实验两种方式进行。

(1)问卷调查:常用吞咽筛查量表(EAT-10),目的为识别吞咽障碍高风险人群。EAT-10由10个问题组成,包括各种吞咽障碍症状、临床特点、心理感受、社交影响。每个问题分为5个等级:没有(0分)、轻度(1分)、中度(2分)、重度(3分)、严重(4分)。总分≥3为异常。该问卷仅适用于已有饮水和进食经历的患者,对评估急性期脑卒中患者有良好的信度和效度,当分界值为1、总分≥1时灵敏度和阴性预测值最佳,能够较好地预测吞咽障碍、吞咽能力受损、渗透和误吸。

(2)筛查试验:所有筛查方法都是由一组临床特征构成的,这些临床特征是吞咽功能异常的重要表现。

1)反复唾液吞咽测试(RSST):是一种评定吞咽反射能否诱导吞咽功能的方法。患者原则上采用坐姿,卧床时采取放松体位。检查者将手指放在患者的喉结及舌骨处,让其尽量快速反复吞咽,确认喉头随吞咽运动上举、越过手指后复位,即判定完成一次吞咽。观察 30s 内患者吞咽的次数和动度。患者口腔干燥无法吞咽时,可在舌面上注入约 1ml 水后再让其吞咽。对因意识障碍或认知障碍不能听从指令的患者,可在口腔和咽部做冷按摩,观察其吞咽的情况和吞咽启动所需时间。高龄患者 30s 内完成 3 次即可。

结果判断:30s 内吞咽次数少于 3 次,或喉上抬的幅度小于 2cm,为异常。

2)饮水试验:通过饮水筛查患者有无吞咽障碍及其程度,同时还作为能否进行吞咽造影检查的筛选标准。让患者像平常一样喝下 30ml 水,然后观察和记录饮水时间、有无呛咳、饮水状况等(表 9-4),并记录是否出现啜饮、含饮、水从嘴唇流出、小心翼翼地喝等情况。

表 9-4　饮水试验结果分级及判断标准

分级	判断
Ⅰ级:可 1 次喝完,无噎呛	正常:Ⅰ级,在 5s 内完成
吞咽起始动作困难	可疑:Ⅰ级,在 5s 以上完成;Ⅱ级
Ⅱ级:分 2 次以上喝完,无噎呛	异常:Ⅲ、Ⅳ、Ⅴ级
Ⅲ级:能 1 次喝完,但有噎呛	
Ⅳ级:分 2 次以上喝完,有噎呛	
Ⅴ级:常常呛住,难以全部喝完	

2. 吞咽相关器官的功能检查

(1)检查基础情况:评估的体位(自然体位、坐轮椅、半坐卧位),意识程度(清醒、昏迷),颈部相关活动与控制等。

(2)呼吸功能检查:主要检查呼吸频率、呼吸模式、最长呼气时间等。

(3)口颜面功能检查:观察颜面部是否有异常,口腔内是否有异常分泌物,黏膜是否有溃疡及牙情况。

1)唇、颊部的运动:静止状态唇部的位置、有无流涎,露齿时口角收缩的运动,闭唇鼓腮,交替重复发"u"和"i"音,观察会话时唇的动作。

2)下颌的运动:静止状态下颌的位置,言语和咀嚼时下颌的位置,是否能做抗阻运动。

3)舌的运动:静止状态舌的位置,伸舌运动、舌抬高运动、舌向两侧运动、舌的交替运动、言语时舌的运动及抗阻运动,舌的敏感程度、是否过度敏感及感觉消失。

4)软腭的运动:发"a"音,观察软腭的抬升、说话时是否有鼻漏气;对软腭抬升差的患者,刺激腭弓,观察是否上抬或者是否出现呕吐反射。

5)喉的运动及功能:①音质 / 音量的变化。嘱患者发"a"音,听发音的变化。如声音沙哑且音量低沉,声带闭合差,在吞咽时呼吸道保护欠佳,容易造成误吸。②发音控制 / 范围。与患者谈话,观察其音调、节奏等变化。如声音震颤,节奏失控,为喉部肌群协调欠佳,吞咽的协调性会受到影响。③刻意的咳嗽 / 喉部的清理。嘱患者咳嗽,观察咳嗽力量变化。如咳嗽力量减弱,则喉部清除分泌物、残留食物的能力也会减弱。④吞咽唾液。观察患者有无流涎的情况,询问其家属"患者是否经常被口水呛到",如果是,估计患者处理唾液的能力下降,容易产生误吸。⑤喉上抬。观察空吞咽时喉上抬运动。治疗师将手放于患者下颏下方,手指张开,示指轻放于下颌骨下方的前部,中指放在舌骨上,无名指放于甲状软骨的上缘,小指放于甲状软骨下缘,嘱患者吞咽,根据甲状软骨上缘能否接触到中指判断喉上抬的能力。正常吞咽时甲状软骨能碰及中指。

(三)摄食评估

观察时使用的食物包括:①流质,如水、清汤、茶等;②半流质,如稀粥、麦片饮料、加入增稠剂的水等;③糊状食物,如米糊、浓粥、芝麻糊等,平滑柔软,容易摄入;④半固体食物,如软烂的米饭,需要中等咀嚼能力;⑤固体食物,如正常的米饭、面包等,需要较好的咀嚼力。

开始时使用糊状食物,逐步使用流质、半流质食物,然后过渡到半固体、固体食物。数量开始为 1/4 匙,约 2.5ml,再逐步增至 1/2 匙(约 5ml)、1 匙(约 10ml),最后至 1.5 匙(15ml)。进食液体的顺序为从使用匙、杯,到使用吸管。整个评估时间 20~30min。从以下几个方面进行评估:

1. 是否存在对食物的认识障碍　给患者看食物,观察有无反应。将食物触及其口唇,观察是否张口或有张口的意图。意识障碍患者常有这方面的困难。

2. 是否存在入口障碍　三叉神经受损患者舌骨肌、二腹肌失去支配,导致张口困难、食物不能送入口中。鼻腔反流是腭咽功能不全或无力的伴随症状。面神经受损时,口轮匝肌失去支配,不能闭唇,食物从口中流出。

3. 进食所需时间及吞咽时间　正常的吞咽包括一些要求肌肉精确控制的复杂运动程序,这些运动程序快速产生,仅需 2~3s 就把食物或液体从口腔送到胃中。吞咽困难时时间延长。

4. 食物送入咽部障碍　主要表现为流涎、食物在患侧面颊堆积或嵌塞于硬腭、舌搅拌运动减弱或失调,致使食物运送至咽部困难。

5. 食物经咽部至食管障碍　主要表现为哽噎和呛咳,试图吞咽时尤为明显。其他症状包括鼻腔反流、误吸、气喘、每口食物需要吞咽数次、吞咽反射启动延迟、咽喉感觉减退或丧失、食物残留在梨状窝、声音嘶哑或"湿音"、构音障碍、呕吐反射减退或消失、痰增多。声音嘶哑或"湿音"常提示存在误吸的可能。

6. 与吞咽有关的其他功能

(1)进食的姿势:当患者不能端坐时,常出现躯干前屈,不得不向后伸颈,颈前部肌肉被牵拉,舌与咽喉的运动更困难。偏瘫患者躯干和头屈向偏瘫侧,难以将食物放入口中,在口中控制食物几乎不可能。因此,应注意患者使用哪种姿势进食较容易,可使误吸症状减轻或消失。

（2）呼吸状况:呼吸和吞咽是维持生命的主要功能,呼吸和吞咽有着密不可分的联系。正常吞咽在瞬间需要暂停呼吸,让食物通过咽部;咀嚼时用鼻呼吸。如果患者在进食过程中呼吸急速,咀嚼时用口呼吸或吞咽瞬间呼吸,均易引起误吸。主要观察患者呼吸节律、用口呼吸还是用鼻呼吸、咀嚼和吞咽时呼吸的情况等。

7. 吞咽失用评估　吞咽失用的主要表现为:不给患者任何有关进食和吞咽的语言提示,给患者餐具和食物,患者能够正常进食,无哽噎、无呛咳;但给予患者语言提示时,患者意识到进食时需要吞咽的动作,却无法启动,以致无法完成整个进食过程。有些患者能够自行拿起勺子舀起食物送入口中,但不能闭唇、咀嚼,或舌头不能搅拌、运送食物,不能启动吞咽,而在无意识时或检查中可观察到患者唇舌等功能都正常。吞咽失用可能与认知功能有关。

通过以上各项检查,可对患者"摄食－吞咽功能等级"进行评定（表9-5）:①患者采取何种姿势吞咽最适合;②食物放于口中的最佳位置;③最容易吞咽的是哪种食物;④患者吞咽异常的可能原因;⑤需要进一步做的检查。

表9-5　摄食－吞咽功能等级评定

等级	表现	相关训练项目
Ⅰ,重度	无法经口腔进食,完全辅助进食	1. 吞咽困难或无法进行,不适合吞咽训练 2. 误吸严重,吞咽困难或无法进行,只适合基础性训练 3. 条件具备时误吸减少,可进行摄食训练
Ⅱ,中度	经口腔和辅助混合进食	1. 可以少量进食 2. 一部分（1~2餐）营养摄取可经口腔进行 3. 三餐均可经口腔摄食
Ⅲ,轻度	完全经口腔进食,需辅以代偿和适应等方法	1. 三餐均可经口腔摄食 2. 除特别难以吞咽的食物外,三餐均可经口腔摄取 3. 可以吞咽普通食物,但需要临床观察和指导
Ⅳ,正常	完全经口腔进食,无须代偿和适应等方法	摄食－吞咽能力正常

二、实验室评估

吞咽障碍辅助检查包括影像学检查与非影像学检查。影像学检查包括电视荧光吞咽造影检查（VFSS）、电视内镜吞咽功能检查、超声检查、放射性核素扫描检查。非影像学检查包括测压检查、肌电图检查、脉冲血氧定量法等。这些检查可以提供有关吞咽的信息，包括口咽部解剖结构、吞咽生理功能或患者吞咽的食物性质等。临床上医生和治疗师可根据患者病情选择相应的检查。下面重点介绍电视荧光吞咽造影检查和电视内镜吞咽功能检查。

（一）电视荧光吞咽造影检查

电视荧光吞咽造影检查（VFSS）是在 X 线透视下对口、咽、喉、食管的吞咽运动进行造影检查。VFSS 是目前最全面、可靠的吞咽功能检查方法，被认为是吞咽障碍检查的理想方法和诊断的"金标准"。

VFSS 是在放射科医师和言语治疗师的共同指导下，在 X 线透视下观察患者吞咽不同黏稠度、由造影剂调制的食团的情况。通过侧位及正位成像，对吞咽的不同阶段（包括口腔准备期、口腔期、咽期、食管期）的情况进行评估，同时对舌、软腭、咽喉的解剖结构和食团的运送过程进行观察。VFSS 不仅能对整个吞咽过程进行详细评估和分析，发现吞咽障碍的结构性或功能性异常的病因、部位、程度及其代偿情况、有无误吸或误咽等，还可以指导患者在不同姿势下进食，以观察何种姿势更适合患者。当患者出现吞咽障碍时，则给予辅助手段或指导患者使用合适的代偿性方法帮助完成吞咽。VFSS 对研究吞咽障碍的机制和原因具有重要价值，并可为选择有效治疗措施和观察治疗效果提供依据（图 9-3）。

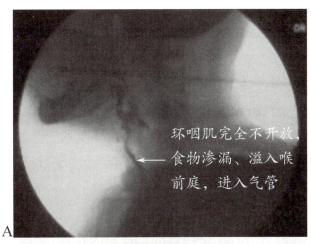

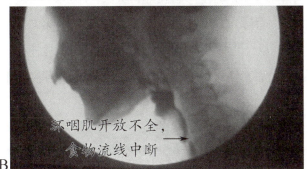

图 9-3　电视荧光吞咽造影检查

1. 准备工作

（1）检查设备：一般使用带有录像功能的 X 线设备，记录吞咽从口腔准备期到食物进入胃的动态变化情况。

（2）所需材料

1）造影剂：一般为 20% 或 76% 泛影葡胺溶液或钡剂、米粉。造影检查时，将泛影葡胺与米粉混合，调制成不同黏稠度的造影食物备用。

2）其他物品：水、杯、汤匙、吸管、量杯、压舌板、吸痰器等。

2. 检查程序

（1）检查前：①进行吞咽准备运动，如清洁口腔、排痰、适当的口腔内按摩、颈部旋转运动、发声、空吞咽等。如无特殊情况，最好把鼻饲管拔去进行检查，因为鼻饲管会影响食物运送速度。②调制造影食物备用。③将患者置于 X 线设备上，摆放适当体位。患者在直立位进行检查，对不能站立的患者需要固定带固定。

（2）检查时：①进食造影食物，每口食物量一般从 1ml 起，逐渐加量，原则上先液体，后糊状和固体，从一汤匙开始，如无问题，逐渐加量。②观察并录像，一般选择正位和侧位。颈部较短者可常用左前或右前 30° 直立侧位，可更清晰地观察造影剂通过环咽肌时的开放情况。观察不同性状食物是否产生异常症状，确定出现障碍后采用的补偿方法。补偿方法包括调节体位、改变食物性状、清除残留物等。

3. 主要观察的内容

（1）正位像：主要观察会厌谷和单侧或双侧梨状窝是否有食物残留，以及辨别咽壁和声带功能是否对称。

（2）侧位像：主要观察吞咽各期的器官结构与生理异常的变化，包括咀嚼食物、舌头搅拌和运送食物的情况，食物通过口腔的时间，舌骨和甲状软骨上抬的幅度，腭咽和喉部关闭情况、时序性、协调性、肌肉收缩力，会厌放置、环咽肌开放情况，食物通过咽腔的时间，食管蠕动运送食团的情况等。还要观察是否存在食物滞留、残留、反流、溢出、渗漏、误吸等异常情况。

4. 常见异常表现

（1）滞留：是指吞咽前造影剂在会厌谷或梨状窝内积聚，数次吞咽后能及时排出。

（2）残留：是指吞咽后造影剂仍留在会厌谷或梨状窝，多次吞咽后不能及时排出。

（3）反流：是指造影剂从下咽腔向上反流入鼻咽腔或口咽腔。

（4）溢出：是指在会厌谷或梨状窝的造影剂积聚超过其容积而溢出来。通常情况下食物会溢入喉前庭。

（5）渗漏：是指造影剂流向鼻咽腔、喉前庭、气管等处。

（6）误吸：是指造影剂进入气管、支气管及肺泡内。通常以声门为界，未通过声门仍在喉前庭者属于渗漏。

（二）电视内镜吞咽功能检查

电视内镜吞咽功能检查（VESS）是使用喉镜直视观察会厌软骨、勺状软骨、声带等咽及喉的解剖结构和功能，还可让患者吞咽亚甲蓝染色的液体、浓汤或固体等不同性状的食物，观察吞咽启动的速度、吞咽后咽腔食物残留以及是否出现会厌下气道染色，评估患者吞咽能力及估计吸入程度。VESS能在床边甚至ICU进行，但着重于对局部的观察，对吞咽的全过程、解剖结构和食团关系以及环咽肌和食管的功能等方面信息欠缺，需要VFSS及其他检查的补充。

第三节　吞咽障碍的治疗

一、吞咽障碍治疗计划的制订

1. 安全问题　安全问题是训练的基本问题，与呼吸道保护密切相关。当患者因误吸导致呼吸道感染危险增加，或因吞咽固体食物导致呼吸道梗阻时，相关评估和治疗存在安全问题。

2. 个体化问题和目标的制订　每个患者吞咽障碍的侧重点不同，治疗方案应个体化。在充分了解患者目前的状况及影响因素的基础上，为其制订短期和长期目标。

3. 适应证　任何疾病引起的吞咽障碍都要通过相应的评估，了解患者是否存在吞咽障碍及吞咽障碍的程度。

4. 预期的风险与收益　在制订治疗方案中，需要明确各项治疗的风险与收益，并权衡利弊。如声门上吞咽训练对改善吞咽功能有良好的效果，但此法可产生咽鼓管充气效应，可能导致心脏性猝死、心律失常，对患有冠心病的脑卒中等神经损伤患者，应禁做此训练。

5. 进食状况　在治疗计划的制订中应适当考虑患者是否能够经口进食、食物的性状要求、进食的心理等因素。

6. 功能性结局　在患者开始某种治疗方案时，应先确定其可能达到的功能性结局。

二、吞咽障碍治疗的具体方法

（一）吞咽器官运动训练

1. 呼吸训练　正常吞咽时呼吸停止，而吞咽障碍患者在吞咽时会吸气而引起误吸。呼吸训练的目的：提高呼吸控制能力；学会随意咳嗽，及时排出误吸入气道的食物；强化声门闭锁；通过学习腹式呼吸，缓解颈部肌肉过度紧张。此法可以训练声门的闭锁功能，强化软腭的肌力，有助于去除残留在咽部的食物。

（1）缩口呼吸：患者用鼻吸气，缩拢唇呼气（或缩拢唇发"u"音），呼气时间越长越好。

此原理是缩紧唇部时,肺内压力增大,有助于增大一次换气量,减少呼吸次数和每分钟呼气量;能调节呼吸节奏,延长呼气时间,使呼气平稳。呼气与吸气的时间比为 1 : 2。

（2）腹式呼吸:患者屈膝卧位,治疗师将手放在患者的上腹部,让其用鼻吸气、用口呼气,并在呼气结束时在上腹部稍加压力,让患者以此状态吸气。单独练习时,可在患者上腹部放 1kg 的沙袋,体会吸气时腹部膨胀、呼气时腹部凹陷的感觉。卧位腹式呼吸熟练掌握后,可转为坐位练习,最后将腹式呼吸转换为咳嗽动作。强化咳嗽力量的练习有利于去除残留在咽部的食物。

（3）强化声门闭锁:患者坐在椅子上,双手支撑椅面做推压运动和屏气,此时胸廓固定、声门紧闭,然后嘱其突然松手,声门打开,呼气发声。此运动不仅可以训练声门的闭锁功能、强化软腭肌力,而且有助于去除残留在咽部的食物。

（4）呼吸训练器:为三球式呼吸训练仪,肺活量从 600ml 到 900ml 再到 1 200ml。要求患者采用鼻吸嘴呼的方式练习,最大限度地扩张肺部,让肺部肌肉得到伸缩训练。

2. 口颜面肌群的运动训练

（1）下颌的运动训练

1）下颌开合:把口张开至最大,维持 5s,然后放松,重复做 5 次。

2）下颌向左 / 右移动:把下颌移至左 / 右侧,维持 5s,然后放松;或做夸张的咀嚼动作,重复做 5 次。

3）张开口说"呀",动作尽量夸张,然后迅速合上,重复做 10 次。

4）下颌肌痉挛的训练方法:牵张方法,小心将软硬适中的物体插入患者切牙间令其咬住,渐渐牵张下颌关节使其张口,持续数分钟至数十分钟不等。轻柔按摩咬肌可降低肌紧张。

（2）唇的运动训练:目的是加强唇的运动控制、协调和力量,从而提高吞咽能力。

1）闭唇:闭紧双唇,维持 5s,放松,重复做 5 次。或发"衣""乌"音,维持 5s,放松,重复 5 次。

2）发"衣"声,随即发"乌"声,然后放松,快速重复 5～10 次。

3）重复说"爸"或"妈"音,重复 10 次。

4）抗阻练习:双唇含着压舌板,或压舌板放嘴唇左 / 右面,用力闭紧,拉山压舌板对抗嘴唇咬合力,维持 5s,放松,重复做 5 次。

5）吹气练习:吹气、吹肥皂泡、吹哨子、吹蜡烛等。

6）唇肌张力低下时的训练方法:用手指围绕嘴唇轻轻叩击;用冰块迅速敲击唇部 3 次;用压舌板刺激上唇中央;令患者在抗阻力下紧闭嘴唇。

（3）舌的运动训练

1）伸、缩舌:把舌头尽量伸出口外,维持 5s,然后缩回,放松,重复做 5 次。把舌头尽量贴近硬腭向后缩向口腔内,维持 5s,然后放松,重复做 5 次。进一步用压舌板做抗阻练习。

2）向左、右伸舌：舌尖伸向左唇角，维持 5s，放松，再转向右唇角，维持 5s，放松，重复 5 次。进一步用压舌板做抗阻练习。

3）舌面、舌根抬高：重复说"da""ga""la"音，各 5 次。

4）环绕动作：用舌尖舔唇一周，重复做 5 次；用舌尖舔两腮内侧及两侧牙龈，重复做 5 次。

5）抗阻训练：①伸舌抗阻训练，伸出舌头，用压舌板压向舌尖，与舌尖对抗，维持 5s，重复 5～10 次。②两侧抗阻训练，把舌尖伸向左/右唇角，与压舌板对抗，维持 5s，然后放松，重复 5～10 次。

6）患者如果不能主动完成上述动作，在训练刚开始时可使用吸舌器辅助完成训练（图 9-4）。

3. 腭咽闭合训练

1）让患者口含一根吸管（另一端封闭），做吸吮动作，感觉腭弓有上提运动为佳。

2）两手在胸前交叉用力推压，同时发"ka"或"a"音；或按住墙壁或桌子同时发声，感觉腭弓有上提运动。

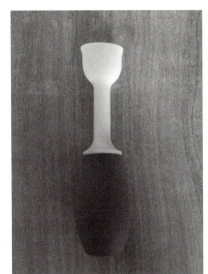

图 9-4　吸舌器

3）冷刺激：用冰棉棒刺激腭咽弓，同时发"a"音，每次 20～30min，然后做一次空吞咽，可使咽期吞咽快速启动。若引出呕吐反射，则应停止。此训练具有：提高对食物知觉的敏感度；减少口腔过多的唾液分泌；通过刺激，给予脑皮质和脑干警戒性的感知刺激，提高对进食吞咽的注意力。

（二）感觉促进综合训练

患者开始吞咽之前给予各种感觉刺激，使其能够触发吞咽，称为感觉促进法。对吞咽失用、口腔期吞咽延迟、食物感觉失认、口腔感觉降低或咽期吞咽延迟的患者，可在进食吞咽前增加口腔感觉促进综合训练。

1. 压觉刺激　进食时用汤匙将食物送入口中，放在舌后部，同时增加汤匙下压舌部的力量。

2. 味觉刺激　给患者带有强烈酸甜苦辣或较强味道的食物，给舌以味觉刺激。

3. 冷刺激　吞咽反射延迟或消失是吞咽障碍患者常见的症状，冷刺激可有效地提高软腭和咽部的敏感度，使吞咽反射容易发生。方法：用冰棉棒（用水浸湿棉棒后放在冰箱冷冻室备用）轻触患者软腭、腭弓、咽后壁及舌后部，慢慢移动棉棒，左右交替；并让患者做一次空吞咽动作，促进吞咽反射启动；训练时棉签应大范围（上下、前后）、长时间地接触需刺激的部位；每次治疗时间为 20～30min。

4. K 点刺激　K 点位于磨牙后三角的高度，刺激 K 点可诱发张颌反射和吞咽反射。

（1）K 点开口：对于严重张口困难的患者，可用小勺或棉签直接刺激 K 点，也可戴上手套，用示指从牙和黏膜缝隙进入 K 点处直接刺激。通常按压后患者可反射性地张口。

（2）K 点刺激吞咽启动：对于吞咽启动延迟而又无张口困难者，按压 K 点，继而可见吞咽动作产生。

（3）K 勺喂食：K 勺匙面小、柄长、边缘钝，便于准确放置食物及控制每勺食物量，不易损伤口腔黏膜。

（三）气道保护吞咽手法训练

气道保护吞咽手法的目的是增加患者口、舌、咽等结构本身运动范围，增强运动力度，增强患者对感觉和运动协调性的自主控制。此法需要一定的技巧和多次锻炼，应在治疗师指导和监视下进行，不适于有认知或严重语言障碍者。

1. 声门上吞咽法　声门上吞咽法适用于吞咽反射触发迟缓及声门关闭功能下降的患者。目的是在吞咽前及吞咽时关闭声带，保护气管，避免误吸发生。

操作方法：深吸气→屏气→进食→吞咽→呼气→咳嗽→空吞咽→正常呼吸。

2. 超声门上吞咽法　超声门上吞咽法适用于呼吸道入口闭合不足的患者，特别是喉声门上切除术患者。目的是让患者在吞咽前或吞咽时将杓状软骨向前倾至会厌软骨底部，并让假声带紧密闭合，使呼吸道入口主动关闭。

操作方法：吸气并且屏气，用力将气向下压。当吞咽时持续保持屏气并且向下压，当吞咽结束时立即咳嗽。

声门上吞咽法和超声门上吞咽法都是关闭声门、保护气管免于发生误吸现象的呼吸道保护技术，不同点是吞咽前用力屏气的程度，声门上吞咽法只需要用力屏气，而超声门上吞咽法需要用尽全力屏气，以确保声门闭合完全。

3. 用力吞咽法　用力吞咽法是在咽期吞咽时增加舌根向后的运动，用力使舌根后缩，增加舌根力量，从而使食团内压增加，促通会厌清除食团的能力。此法可帮助患者最大限度地吞咽。

操作方法：吞咽时用所有的咽喉肌肉一起用力挤压，减少吞咽后的食物残留。

4. 门德尔松吞咽技术　门德尔松吞咽技术可增加喉部上抬的幅度与时长，并可提升舌肌和喉肌，增加环咽肌开放的时长与宽度，使食管上端开放。此法可改善整体吞咽的协调性。

操作方法：对喉部可上抬的患者，喉上抬时保持数秒并感受喉结上抬；对喉部上抬无力的患者，可由治疗师助其喉上抬并保持。

5. 舌制动吞咽法　舌制动吞咽法适用于咽后壁向前运动较弱的患者。缺点是呼吸道闭合时间缩短，吞咽后食物残留增加，咽吞咽启动更加延迟，故此法不能应用于直接进食食物的过程中。

操作方法：吞咽时将舌尖稍后的小部分舌体固定于牙之间，或治疗师用手拉出一小部分舌体，然后让患者做吞咽运动，使患者咽壁向前收缩。

6. 头抬升训练　头抬升训练也称等长 / 等张吞咽训练，有助于增强上食管括约肌开放的肌肉力量，减少下咽腔食团内的压力，使食团通过食管上括约肌时阻力较小，从而改善吞咽后食物残留和误吸。

操作方法:让患者仰卧于床上,尽量抬高头部,但肩不能离开床面,眼睛看自己的足趾,重复数次。看自己的足趾抬头 30 次以上,肩部离开床面累计不应超过 3 次。

(四)摄食训练

1. 体位及姿势

(1)体位的选择:良好的适应患者的进食体位有利于食团向舌根运送,还可以减少向鼻腔反流及误吸的危险。基本原则:最好定时、定量,能坐着就不要躺着,能在餐桌上就不要在床边,不能坐位的患者至少取躯干 30° 仰卧位,头部前屈,喂食者位于健侧。

(2)姿势的选择:改变进食的姿势可改善或消除吞咽误吸症状。

1)躯干姿势:正常的姿势是进食的前提条件,应观察患者采取何种姿势、是否能保持坐位、进食时躯干是否平衡、姿势的调整是否对食物会产生影响。一般体力较佳者应尽量采用自然的坐位姿势;体力较弱者及不能采用坐位的患者可采用半坐卧位姿势;体力较弱的偏瘫患者应尽量采用健侧半坐卧位,利用重力作用使食团(或食物残留)在健侧吞咽。

2)头部姿势:①头颈部旋转,头颈部向患侧旋转,适用于单侧咽部麻痹患者。此法能关闭患侧梨状窝,使食物移向健侧,也是关闭气道最有效的方法。②侧方吞咽,头部向健侧侧倾吞咽,适用于一侧舌肌和咽肌麻痹患者。此法使食团由于重力的作用移向健侧,同时患侧梨状窝变窄,能挤出残留物,健侧梨状窝变浅,咽部产生高效的蠕动式运动。③低头吞咽,颈部尽量前屈姿势吞咽,适用于咽期吞咽启动迟缓患者。此法可使会厌、咽后壁后移,收窄气管入口,使食团后移避免入喉,有利于保护气道。④从仰头到点头吞咽,适用于舌根部后退、运动不足的患者。颈部后伸时会厌谷变狭小,残留食物可被挤出;接着颈部前屈,形似点头,同时做空吞咽动作,可改善舌运动能力不足以及会厌谷残留。⑤头部后仰,头部后仰并吞咽,适用于食团口内运送缓慢者。训练时要指导患者将食物咀嚼成食团后即刻头部后仰并吞咽。此法能使食团因重力向后到达舌根。⑥空吞咽与交互吞咽,进食后空吞咽或饮少量的水(1~2ml),适用于咽收缩无力患者。此法既能诱发吞咽反射,又能除去咽部残留物。

2. 食物的性状和黏稠度　吞咽障碍患者食物的质地要求是密度均匀、黏性适当、不易松散、通过咽和食管时易变形且很少在黏膜上残留。根据吞咽障碍的程度及阶段,一般首选糊状食物,能较好地刺激触压觉和唾液分泌,使吞咽变得容易。

3. 食团在口中的位置　最佳位置是健侧舌后部或健侧颊部。

4. 一口量及进食速度　根据患者情况选用适当的速度和一口量,一般先以少量(流质 1~4ml),然后酌情增加。吞咽时可结合声门上吞咽法,吞咽后紧接着咳嗽,以清除残留在咽喉部的食物残留,减少误吸危险。

5. 进食时提醒　用语言、手势、身体姿势、文字示意等方法提醒患者吞咽,帮助患者减少误吸的危险。

（五）电刺激治疗

电刺激治疗是吞咽障碍治疗的重要手段,目前临床上主要是应用神经肌肉低频电刺激治疗,如条件允许,可应用肌电生物反馈技术治疗。

神经肌肉低频电刺激治疗是使用一种专门针对吞咽障碍患者进行治疗的电刺激器,经过皮肤对颈部吞咽肌群进行低频电刺激,帮助维持或增强吞咽相关肌肉的肌力,并通过增强肌力和提高速度而使喉提升功能改善,从而改善吞咽功能。目前临床上最常用的是Vital Stim 电刺激治疗仪。各种原因导致的神经性吞咽障碍首选神经肌肉低频电刺激治疗,头颈部肿瘤手术后、面颈部肌肉功能障碍者也可以选择此法治疗。

Vital Stim 电刺激治疗仪参数设定:双向方波,波宽 700ms,输出强度 0～15mA,频率 30～80Hz 可调。治疗师根据患者的感觉调节输出强度。根据患者功能障碍的部位有四种电极放置方式。每次治疗时间为 30～60min,每日 1 次,每周 5 次(图 9-5)。

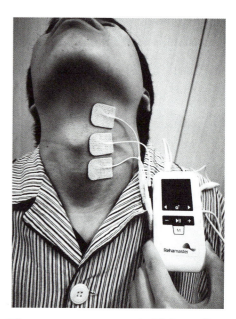

图 9-5　Vital Stim 电刺激治疗仪

（六）针灸治疗

中医认为,脑卒中的病机为气血亏虚,心、肝、肾三脏阴阳失调,加之忧思恼怒、起居失宜,以致脏腑功能失常,气机逆乱,气血上逆,夹痰夹火,流窜经络,蒙蔽清窍。

针刺取穴天突、廉泉、丰隆。操作:天突穴在胸骨上窝正中直刺,后转向下方,沿胸骨后缘气管前缘向下进针,捻转泻法,使针感沿任脉下行至上腹部;廉泉穴向舌根斜刺;丰隆穴施提插捻转强刺激,使针感上行至下腹部。

耳穴贴压取穴神门、交感、皮质下、食管、贲门。操作:取上述耳穴,每次贴压一耳,隔日一换,每日施行一次,10 次为 1 疗程。

本章小结

吞咽障碍是一个总的症状名称,是指口腔、咽、食管等吞咽器官发生病变时,患者的饮食出现障碍或不便而引起的症状。吞咽障碍的临床评估包括主观评估、客观评估和摄食评估。电视荧光吞咽造影检查是在 X 线透视下对口、咽、喉、食管的吞咽运动进行造影检查。对吞咽障碍的患者在安全的情况下开展吞咽器官运动训练、感觉促进训练、吞咽辅助手法训练和摄食训练。

（梁　萍）

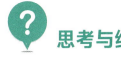

思考与练习

一、名词解释

1. 吞咽

2. 吞咽障碍

3. 口腔前期

二、填空题

1. 正常人的吞咽运动可分为_____、_____、_____、_____、_____五个阶段。

2. 吞咽障碍可分为以下三类：_____、_____、_____。

三、简答题

1. 饮水试验结果分级及判断标准有哪些？

2. 摄食评估从哪几个方面进行评估？

第十章 | 辅助沟通系统

10章 数字内容

1. 具有从事言语治疗的信息能力素质和为康复医学事业献身的精神。
2. 掌握辅助沟通系统的概念、基本构成;能根据言语评定结果设计制作沟通板与沟通簿。
3. 熟悉辅助沟通系统的应用与适应证。
4. 了解低科技辅助沟通系统、高科技辅助沟通系统功能特点。
5. 学会辅助沟通系统的使用方法。

导入案例

患者,女性,38岁,右利手,高中学历。因失语、右侧肢体无力入院,右上、下肢体无力,逐渐不能说话。头颅CT示左额、颞叶大面积低密度影。治疗5周病情稳定后,转入康复科。言语功能检查:自发言语为非流畅性,听理解严重障碍,仅可以理解个别词语和简单手势;复述、命名、出声读、阅读理解和书写完全不能,不会计算,口颜面运动模仿不能,元音顺序模仿不能。

请思考:

1. 该患者是否患有失语症?
2. 对该患者如何进行治疗?

语言是人类社会交流的重要工具,语言中枢受到损伤,就会产生言语障碍及交流沟通障碍,如果通过言语治疗不能得到有效康复,利用辅助沟通系统或者其他特定的表达形式进行交流也不失为一种好的补偿方法。

辅助沟通系统(augmentative and alternative communication,AAC)属于康复辅助器具

中的一种，1989年美国言语－语言听力协会对其进行了定义：辅助沟通系统属临床语言治疗领域，为暂时或永久性言语障碍患者提供有效、便利的沟通方式。一般来讲，AAC可以看作是任何可补偿、改善或替代自然言语或书写表达的方式，根据个体情况，可以是永久性的补偿，也可以是暂时性的补偿。

第一节　概　　述

一、辅助沟通系统基本构成

（一）沟通符号

沟通符号是指声音、实物、照片、图片、文字、手语、肢体语言、面部表情等符号，分为视觉符号、听觉符号、触觉符号。辅助沟通系统常利用视觉符号来进行补偿，尤以图片符号最为常用。

（二）辅助器具

辅助沟通系统设备可分为三类：低科技辅助沟通系统、轻科技辅助沟通系统、高科技辅助沟通系统。

1. 低科技辅助沟通系统　包括沟通板、沟通簿、列字表、列字册、目光对话框等。治疗师可以根据个案的情况，或针对性制作、购买。

（1）沟通板与沟通簿

1）沟通板：是将文字、线条画、照片或图片等符号放入一个方板上，让沟通障碍者选择其中的符号与他人沟通。沟通板呈现的可以是单一符号，也可以是多选一符号。

2）沟通簿：随着沟通障碍者的学习进步，习得的符号越来越多，便可以将会用的符号加以整理、分类，放在数页中，以"沟通簿"的形式呈现。

（2）列字表、列字册：将有关的字母、文字或注音符号放在一张表上或放入笔记簿内，让沟通障碍者指出文字或字母就能达到沟通的目的。

（3）目光对话框：是由木材或塑料制成一个框架，将沟通需要用到的图片或文字粘贴在框架的四个角上，沟通时将框架放在沟通障碍者面前，其视线停留在框架的哪个角，该角的图片（或文字）就是其想要表达的意思。

2. 轻科技辅助沟通系统　通常含有一点机械或电子技术，有的有声音输出。常用的有简易沟通器，是早期沟通障碍者比较常用的设计简单的轻科技辅助沟通系统，具有录音功能，由电池供电，事先将沟通障碍者所要表达的语句录制存储，通过播放表达其需要和想法（图10-1）。

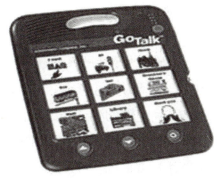

图 10-1　简易沟通器

3. 高科技辅助沟通系统　包括计算机辅助沟通系统、手机辅助沟通系统等。高科技辅助沟通系统具有控制开关多样化的特点,如红外线头控、眼睛控制等。对沟通障碍者,高科技辅助沟通系统将发挥越来越重要的作用。

（1）计算机辅助沟通系统:随着计算机的普及和辅助沟通软件的发展,计算机辅助沟通系统已成为沟通障碍者的重要辅助沟通手段。便携式计算机、触控屏、数字化录音、语音合成等整合运用,让计算机辅助沟通系统成为沟通障碍者有效、方便的沟通补偿模式(图10-2)。

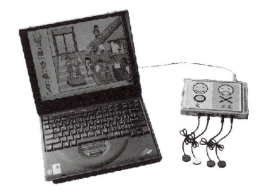

图 10-2　计算机辅助沟通系统

（2）手机辅助沟通系统:智能手机的普及为沟通障碍者的交流与沟通创造了更为便利的条件。

（三）技术

一般指传送信息的方法,如直线扫描、行－列扫描等。

（四）策略

个体自我学习或被教导而学到能增进个体沟通能力的方法,即上述三项的整合。

二、辅助沟通系统的应用

（一）评估

应用辅助沟通系统前,必须对沟通障碍者进行评定,包括言语－语言功能评估、沟通功能评估、认知功能评估。此外,还要与物理治疗师和作业治疗师一起对沟通障碍者进行运动、作业能力评估。经过详细评估之后,才能为沟通障碍者选择合适的辅助沟通系统。

（二）确定目标

通过详细评估,结合沟通障碍者家庭的意愿、经济情况等,确定康复目标。康复目标包括满足照顾者的需求目标(如"渴了?""想吃什么?""想上厕所?"等)和满足沟通障碍者个体的需求目标(如"你好""早安""午安""晚安""再见""请帮忙""多少钱?"、高兴、难过、生气、害怕、看电视、听音乐、散步等)。康复的最终目标是沟通障碍者回归家庭或社会,提高生活质量。

（三）确定策略

1. 确定代偿符号　根据评估结果,选择一种或几种交流符号作为代偿。辅助沟通系统中能选择的符号有声音、实物、照片、图片、文字、手语、肢体语言、面部表情等。

2. 确定辅助沟通系统的语言模型　主要包括两方面:语句生成方法和词汇选择。

（1）语句生成方法:包括预设语句与逐词生成。预设语句是根据不同的情景预先储存语句,用的时候直接就能表达出的句子。逐词生成是使用时将词汇结合,生成自发的、独特的语句。预设语句比较方便,但不够灵活,有时无法表达患者的需要;逐词生成十分灵活,更能进行有效的表达。

（2）词汇选择：词汇包括核心词汇与延伸词汇。核心词汇为跨情景、跨个体的一般性词汇,能覆盖交流所需的绝大部分词汇。延伸词汇为跟特定情景、主题或特定个体相关的特殊词汇,如吃饭、游泳。

表10-1所示的是普通话前100位的核心词汇,占日常交流所需词汇的61.14%。

表10-1 普通话前100位的核心词汇表

我	你	的	啊	了	他	呃	就	嗯	那
哦	那个	是	对	诶	不	也	这	说	现在
都	要	在	就是	什么	有	还	去	给	这个
好	没有	吧	我们	她	跟	呢	到	一个	没
啦	知道	个	一	很	吗	想	看	因为	多
行	就是说	他们	反正	来	人	呀	然后	不是	没
再	他们	嘛	可能	所以	得	打	两	写	讲
又	怎么	的话	买	做	呐	上	觉得	信	回来
能	挺好	以后	东西	这样	把	寄	是吧	太	挺
哼	那么	但是	过	点	哈	还是	时候	比较	电话

3. 确定辅助沟通系统的种类　根据评估结果,结合沟通障碍者家庭情况选择合适的辅助沟通系统。

（四）补偿实施

补偿实施是在评估、确定沟通目标和策略的基础上,沟通障碍者通过辅助沟通系统进行交流和沟通。

三、辅助沟通系统的适应证

各种沟通障碍者都可以利用辅助沟通系统,主要用于口语、动作与书写能力受到暂时性或永久性的缺陷而无法进行有效沟通的重度交流障碍者,包括先天障碍（如脑性瘫痪、智力障碍、听障、视障、孤独症、语言发育迟缓等）和后天障碍（如脑外伤、卒中、喉切除术后、脊髓损伤等）。

第二节　低科技辅助沟通系统应用

低科技辅助沟通系统包括沟通板、沟通簿、目光对话框、列字表、列字册,常用的是沟通板、沟通簿、目光对话框。低科技辅助沟通系统可作为重度沟通障碍或家庭经济困难者永久的补偿沟通辅具,也可以作为言语治疗过程中暂时的补偿沟通辅具,以及计算机辅助沟通系统、手机辅助沟通系统使用前期的基础训练。

一、评　估

选择和使用低科技辅助沟通系统前,应对沟通障碍者进行详细的功能评估,内容包括沟通障碍的原因、严重程度,言语障碍情况,自发语、听理解、语言表达、命名、书写、阅读等情况,听力情况、听力是否存在障碍,四肢功能是否存在障碍,认知功能是否存在障碍及认知功能障碍程度。

二、低科技辅助沟通系统的选用

低科技辅助沟通系统可购买,也可以自行设计制作。如果沟通障碍者上肢运动功能较差,不能指点沟通板、沟通簿、列字表、列字册,宜选用目光对话框;上肢运动功能尚可,能指点沟通板、沟通簿、列字表、列字册,就应选用这类辅具。能使用列字表或列字册进行沟通者,应选用列字表、列字册。

三、沟通符号的选择

低科技辅助沟通系统的符号有照片、图片、实物、模型、文字、手语、肢体语言、面部表情等,其中照片、图片、实物、模型、文字等为辅助性沟通符号,手语、肢体语言、面部表情等为非辅助性沟通符号。沟通符号的选用由沟通障碍者本身的认知理解而定,主要考虑性别、年龄、沟通意愿、符号认知能力、语言理解能力、口语表达能力等。一般来说,选择沟通符号时,应从具体实物开始测试,根据沟通障碍者的进步情况进行调整,最终目标是严重沟通障碍者能使用文字在沟通板上进行交流。如"我要吃苹果",先将苹果实物呈现在沟通障碍者面前;沟通障碍者取得进步后,改为将图片放在沟通板或目光对话框上训练;沟通障碍者继续进步,改为将文字呈现在列字表或列字册中。

四、沟通词汇的选择

沟通词汇包括生理需求、社交互动、情绪感受、个别兴趣、信息交换等。①生理需求词汇,如肚子饿、口渴、上厕所、热、冷、洗澡、休息、睡觉、痛、痒等。②社交互动词汇,如你好、早安、午安、晚安、再见、请帮忙、多少钱。③情绪感受词汇,如高兴、难过、生气、害怕。④个别兴趣词汇,如看电视、听音乐、散步等。⑤信息交换词汇,如请给我你的联系方式、这是我的联系方式等。其中,生理需求词汇属于满足照顾者需求目标的词汇,而社交互动、情绪感受、个别兴趣、信息交换等词汇属于满足个体需求目标的词汇。

此外,词汇选择还应考虑核心词汇和延伸词汇。

五、低科技辅助沟通系统的其他选择

1. 格数　对认知功能较弱者,可选用1格、2格、4格;对认知功能较好者,可选用9格或9格以上的方式。

2. 单页或多页　初期训练时,可使用单页(即沟通板),随着沟通障碍者的进步,可考虑多页(沟通簿),并扩充语汇量。

六、低科技辅助沟通系统的使用

(一)词汇训练与使用

遵循循序渐进、由具体到抽象的原则,先进行实物或模型符号训练,逐步过渡到图片或照片符号训练,尽可能提高到文字符号训练,最终以文字形式进行沟通辅助。

词汇训练要坚持照顾者需求目标词汇与沟通障碍者个体需求目标词汇相结合,生理需求词汇与社交互动、情绪感受、个别兴趣、信息交换等词汇相结合,核心词汇与延伸词汇相结合。个体需求词汇是沟通障碍者最需要的。

在词汇训练中,无论是否有效果,均要进行语音训练。

(二)语句训练

语句呈现可根据中文句型排列,如"老师""我要""钢笔"三张辅助性沟通图形依主语、谓语、宾语方式排列。

先采用实物或模型符号,或实物与图片混合符号的形式进行训练,待进步后过渡到采用图片符号或图片与文字混合的形式进行训练,尽可能提高到采用文字符号训练。语句的排列形成可以是单选一,也可以是多选或词组组合。

第三节　高科技辅助沟通系统应用

高科技辅助沟通系统有计算机辅助沟通系统、手机辅助沟通系统。随着智能手机的普及,手机辅助沟通系统成为高科技辅助沟通系统的首选,本节仅对手机辅助沟通系统进介绍。

手机辅助沟通系统可以看作低科技辅助沟通系统的智能化,做到了语音、文字、图片相结合,符号、词汇量大而全,语句排列形式多样,操作便捷。

一、首 页 界 面

首页界面为格数选择,格数从 1~20 格,按逆时针排列,可根据沟通障碍者认知功能障碍的程度选择适宜的格数(图 10-3)。

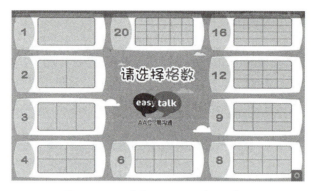

图 10-3　手机 AAC 首页界面

二、次 页 界 面

在首页点击适宜格数,进入次页界面(图 10-4)。用手指在此界面滑动,就会弹出对话框。如选择颜色,即进入颜色界面,可在该界面进行词汇训练和语句训练。

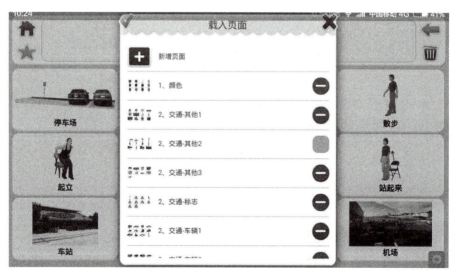

图 10-4　手机 AAC 次页界面

三、词汇训练、语句训练与使用

点击日常生理需求对话框后即进入该对话框,可在该对话框进行日常生理需求的词汇、语句学习与使用(图 10-5)。

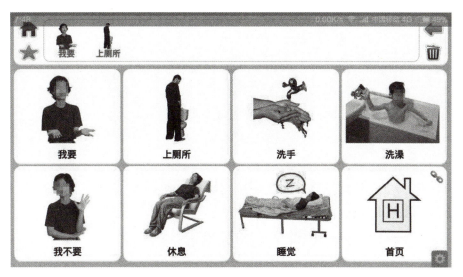

图 10-5　日常生理需求词汇、语句界面

本章小结

　　辅助沟通系统属临床语言治疗领域,为暂时或永久性言语障碍患者提供有效、便利的沟通方式。辅助沟通系统基本构成包括沟通符号、辅助器具以及技术和策略。沟通板与沟通簿操作简单,且可自己设计制作。手机辅助沟通系统使补偿效果更为简便而有效。

(徐云凤　牛慧敏)

 思考与练习

一、名词解释

1. 辅助沟通系统

2. 低科技辅助沟通系统

3. 轻科技辅助沟通系统

二、填空题

1. 辅助沟通系统基本构成包括_____、_____、_____、_____。

2. 辅助沟通系统的应用程序包括_____、_____、_____、_____。

三、简答题

1. 辅助沟通系统的适应证有哪些?

2. 高科技辅助沟通系统有哪些?

附 录

实 训 指 导

实训 1 失语症的评定

【实训目的】

掌握标准失语症检查的实际操作。

【实训准备】

1. 学生 衣着规范,熟悉标准失语症检查的操作要求。

2. 评价工具 标准失语症检查表、秒表、检查图纸、检查词卡、检查所需实物(手帕、牙刷、硬币、钢笔、梳子、钥匙、剪刀、镜子、盘子、牙膏等)、铅笔、记录用纸。

3. 环境 房间面积为 10～15m²,安静整洁安全,温度、湿度适宜,光线适中,避免视觉、听觉干扰,言语治疗台和用椅。

4. 患者 了解失语症评估的目的、配合要点。

【实训学时】 2 学时。

【实训方法与结果】

(一)实训方法

首先由老师演示和讲解操作方法,然后学生 2 人一组,轮流进行角色扮演,相互操作,带教老师巡回观看分组指导。最后由老师总结并布置作业。

操作方法与步骤如下:

1. 核对解释 核对患者姓名,说明评估的目的、要点、如何配合。

2. 了解患者的一般情况 如姓名、年龄、职业、诊断等,并在询问中了解患者的一般语言状况。

3. 检查 进行汉语标准失语症检查。

4. 整理记录 整理评估结果。

(二)操作程序

1. 项目一 听理解

(1)分项1:名词

方法:将检查图册翻到相应页面,检查者说:"我说一个词,请指出来是哪个图?"同时注意患者反应的时间及如何回答,回答的时间限制在 15s。15s 内答错或大于 15s 无反应,就要提示。提示方法为重复一次,要观察及记录患者的反应。

检查词:①西瓜;②鱼;③自行车;④月亮;⑤椅子;⑥电灯;⑦火;⑧钟表;⑨牙刷;⑩楼房。

打分及中止：

6分：3s内回答正确。

5分：15s内回答正确。

3分：提示后回答正确。

1分：提示后回答错误。

中止A：3分以下，连续错2题。

中止B：全检。

（2）分项2：动词

方法：将检查图册翻到相应页面，检查者说："我说一个词，请指出来是哪个图?"同时注意患者反应的时间及如何回答，回答的时间限制在15s。15s内答错或大于15s无反应，就要提示。提示方法为重复一次，要观察及记录患者的反应。

检查词：①飞；②睡；③喝水；④跳舞；⑤穿衣；⑥敲；⑦坐；⑧游泳；⑨哭；⑩写。

打分及中止：

6分：3s内回答正确。

5分：15s内回答正确。

3分：提示后回答正确。

1分：提示后回答错误。

中止A：3分以下，连续错2题。

中止B：全检。

（3）分项3：句子

方法：将检查图册翻到相应页面，检查者说："我说一个句子，请指出来是哪个图?"同时注意患者反应的时间及如何回答，回答的时间限制在15s。15s内答错或大于15s无反应，就要提示。提示方法为重复一次，要观察及记录患者的反应。

检查句：①水开了。②孩子们堆了一个大雪人。③男孩洗脸。④男孩付钱买药。⑤老人扶着拐杖独自过人行横道。⑥两个孩子在讨论书上的图画。⑦男孩子在湖上划船。⑧小男孩的左臂被车门夹住了。⑨一个男演员边弹边唱。⑩护士准备给男孩打针。

打分及中止：

6分：3s内回答正确。

5分：15s内回答正确。

3分：提示后回答正确。

1分：提示后回答错误。

中止A：3分以下，连续错5题。

中止B：分项1或分项2中6和5分在5题以下。

（4）分项4：执行口头命令

方法：检查者把钢笔、剪子、牙刷、镜子、盘子、手帕、牙膏、钱、梳子、钥匙摆放好，告诉患者："请按我说的移动物品，请注意听。"患者每完成一个指令后，由检查者把物品放回原处。评价表上已把句子分成了不同单位，每个下划线为一个单位，按单位计算给分。超过2个单位错误或15s后无反应需提示。提示方法为再重复一遍指令。

口语检查指令:①把梳子 和 剪子 拿起 来。②把钢笔 放在盘子 旁边。③把牙刷 碰 三下 盘子。④把牙膏 放在镜子 上。⑤把钥匙 和 钱 放在手帕 上。⑥把盘子 扣过来,再把钥匙 拿起来。⑦摸 一下 镜子然后拿起梳子。⑧把钱 放在牙膏 前面。⑨把剪子 和 牙刷 换个位置,再把镜子 翻过来。⑩把钢笔放在盘子 里,再拿出来放在牙膏 和 钱 之间。

打分及中止:

6 分:3s 内回答正确。

5 分:15s 内回答正确。

4 分:15s 内回答但有错误。

3 分:15s 后经提示回答正确。

2 分:提示后不完全反应。

1 分:提示后回答错误。

中止 A:4 分以下,连续错 5 题。

中止 B:分项 2 中 6 和 5 分在 6 题以下或分项 3 中 6 和 5 分在 5 题以下。

2. 项目二　复述

(5) 分项 5:名词

方法:检查者用正常的速度说话,告诉患者:"请模仿我说的话,请注意听。"等待时间为 15s。提示方法为再说一遍后让患者复述。

检查词:①自行车;②楼房;③西瓜;④月亮;⑤电灯;⑥牙刷;⑦钟表;⑧鱼;⑨椅子;⑩火。

打分及中止:

6 分:3s 内复述正确。

5 分:15s 内复述正确。

4 分:15s 复述出,不完全反应。

3 分:提示后复述正确。

2 分:提示后回答同 4 分结果。

1 分:提示后反应在 2 分以下。

中止 A:4 分以下,连续错 3 题。

中止 B:全检。

(6) 分项 6:动词

方法:检查者用正常的速度说话,告诉患者:"请模仿我说的话,请注意听。"等待时间为 15s。提示方法为再说一遍后让患者复述。

检查词:①坐;②哭;③睡;④游泳;⑤穿衣;⑥喝水;⑦写;⑧飞;⑨敲;⑩跳舞。

打分及中止:

6 分:3s 内复述正确。

5 分:15s 内复述正确。

4 分:15s 内复述出,不完全反应。

3 分:提示后复述正确。

2 分:提示后回答同 4 分结果。

1 分:提示后反应在 2 分以下。

中止 A：4 分以下，连续错 3 题。

中止 B：全检。

（7）分项 7：句子

方法：检查者用正常的速度说话，告诉患者："请模仿我说的话，请注意听。"检查句子用斜线分成几个单位，1 个单位错误为不完全反应，大于 2 个单位错误需提示。提示方法为再说一遍后让患者复述。等待时间为 30s。

检查句：①护士 / 准备 / 给男孩 / 打针。②男孩 / 洗 / 脸。③一个 / 男演员 / 边弹 / 边唱。④孩子们 / 堆了 / 一个 / 大雪人。⑤水 / 开 / 了。⑥小男孩 / 的左臂 / 被 / 车门 / 夹住了。⑦男孩子 / 在湖上 / 划船。⑧两个 / 孩子 / 在讨论 / 书上的 / 图画。⑨男孩 / 付钱 / 买药。⑩老人 / 拄着 / 拐杖 / 独自过 / 人行横道。

打分及中止：

6 分：10s 内复述正确。

5 分：30s 内复述正确。

4 分：30s 内复述出，不完全反应。

3 分：提示后复述正确。

2 分：提示后不完全反应。

1 分：提示后低于 2 分结果。

中止 A：4 分以下，连续错 3 题。

中止 B：分项 5 或分项 6 中 6 和 5 分在 6 题以下。

3. 项目三　说

（8）分项 8：命名

方法：检查者向患者出示失语症检查图页，指名词图，问："这是什么?" 等待时间为 15s，提示需按照实训表 1-1 中规定的提示音节或因素进行。

打分及中止：

6 分：3s 内回答正确。

5 分：15s 内回答正确。

4 分：15s 内回答，不完全反应。

3 分：提示后回答正确。

2 分：提示后不完全反应。

1 分：提示后回答错误。

中止 A：4 分以下，连续错 3 题。

中止 B：全检。

（9）分项 9：动作说明

方法：检查者向患者出示失语症检查图页，指动词图，问："这是什么?" 等待时间为 15s，提示需按照实训表 1-1 中规定的提示音节或因素进行。

打分及中止：

6 分：3s 内回答正确。

5 分：15s 内回答正确。

4分:15s内回答,不完全反应。

3分:提示后回答正确。

2分:提示后不完全反应。

1分:提示后回答错误。

中止A:4分以下,连续错3题。

中止B:全检。

实训表1-1　名词、动词复述检查中词的提示音节或音素

名词词语	提示音节或音素	动词词语	提示音节或音素
月亮	月	喝水	喝
电灯	电	跳舞	跳
鱼	y	敲	q
火	h	穿衣	穿
椅子	椅	哭	k
牙刷	牙	写	x
楼房	楼	睡	sh
自行车	自	飞	f
钟表	钟	坐	z
西瓜	西	游泳	游

（10）分项10:画面说明

方法:检查者向患者出示失语症检查图页,指图,问:"这幅画描写的是什么?"等待时间为30s。患者答出关键内容算正确。

关键内容:①男孩付钱买药。②孩子们堆了一个大雪人。③水开了。④男孩洗脸。⑤老人拄着拐杖独自过人行横道。⑥一个男演员边弹边唱。⑦护士准备给男孩打针。⑧小男孩的左臂被车门夹住了。⑨男孩子在湖上划船。⑩两个孩子在讨论书上的图画。

打分及中止:

6分:10s内回答正确。

5分:30s内回答正确。

4分:30s内回答,不完全反应。

3分:提示后回答正确。

2分:提示后不完全反应。

1分:提示后回答错误。

中止A:4分以下,连续错4题。

中止B:分项8或分项9中6和5分在5题以下。

（11）分项11:漫画说明

方法:检查者向患者出示失语症检查图页,指漫画,问:"请把这个漫画描述出来。"限时5min。

打分及中止:

6分:基本含义包括(撞、起包、锯、高兴等),流利,无语法错误。

5分:基本含义包括,有少许语法错误,如形容词、副词等。

4分:3个图基本含义正确,有一些语法错误。

3分:2个图基本含义正确,有一些语法错误。

2分:1个图基本含义正确,只用词语表示。

1分:以上基本含义正确,相关词均无。

中止A:1min未说出有意义的词语。

中止B:分项8或分项9中6和5分在6题以下,分项10在2题以下。

(12) 分项12:列举水果名

方法:告诉患者:"请在1min内尽可能多地说出水果的名字,例如苹果、香蕉。"

打分及中止:每说出一个水果名字1分,重复说不计分。限时1min。

中止B:分项8或分项9中6分和5分在3题以下,分项10在2题以下。

4. 项目四 出声读

(13) 分项13:名词

方法:向患者出示词卡,告诉患者:"请读出声。"等待时间为15s。

检查词:①楼房;②牙刷;③钟表;④火;⑤电灯;⑥椅子;⑦月亮;⑧自行车;⑨鱼;⑩西瓜。

打分及中止:同项目三中名词评分的内容。

中止A:4分以下,连续错2题。

中止B:全检。

(14) 分项14:动词

方法:向患者出示词卡,告诉患者:"请读出声。"等待时间为15s。

检查词:①写;②哭;③游泳;④坐;⑤敲;⑥穿衣;⑦跳舞;⑧喝水;⑨睡;⑩飞。

打分及中止:同项目三中动词评分的内容。

中止A:4分以下,连续错2题。

中止B:全检。

(15) 分项15:句子

方法:向患者出示句卡,告诉患者:"请读出声。"等待时间为30s。30s内无反应或2单位错需提示,提示方法为字头提示。

检查语句:①水 / 开 / 了。②男孩 / 洗 / 脸。③男孩 / 付钱 / 买药。④孩子们 / 堆了 / 一个 / 大雪人。⑤老人 / 拄着 / 拐杖 / 独自过 / 人行横道。

打分及中止:

6分:10s内开始读,且正确。

5分:30s内开始读,且正确。

4分:30s内开始读,1个单位错误。

3分:提示后读正确。

2分:提示后不完全反应。

1分:提示后错读。

中止 A:4 分以下,连续错 2 题。

中止 B:分项 13 或分项 14 中 6 和 5 分在 5 题以下。

5. 项目五 阅读

(16) 分项 16:名词

方法:向患者出示词卡和图册,让患者先看词卡,然后指出相对应的图片。等待时间为 15s。

检查词:①鱼;②西瓜;③电灯;④月亮;⑤火;⑥钟表;⑦自行车;⑧椅子;⑨楼房;⑩牙刷。

打分及中止:

6 分:3s 内正确指出。

5 分:15s 内正确指出。

3 分:提示后正确指出。

1 分:提示后指错。

中止 A:3 分以下,连续错 2 题。

中止 B:全检。

(17) 分项 17:动词

方法:向患者出示词卡和图册,让患者先看词卡,然后指出相对应的图片。等待时间为 15s。

检查词:①敲;②游泳;③跳舞;④喝水;⑤穿衣;⑥坐;⑦飞;⑧哭;⑨睡;⑩写。

打分及中止:

6 分:3s 内正确指出。

5 分:15s 内正确指出。

3 分:提示后正确指出。

1 分:提示后指错。

中止 A:3 分以下,连续错 2 题。

中止 B:全检。

(18) 分项 18:句子

方法:向患者出示句卡和图册,让患者先看句卡,然后指出相对应的图片。等待时间为 20s。

检查语句:①水开了。②两个孩子在讨论书上的图画。③孩子们堆了一个大雪人。④男孩付钱买药。⑤男孩洗脸。⑥男孩在湖上划船。⑦小男孩的左臂被车门夹住了。⑧老人拄着拐杖独自过人行横道。⑨护士准备给男孩打针。⑩一个男演员边弹边唱。

打分及中止:

6 分:10s 内正确指出。

5 分:20s 内正确指出。

3 分:提示后正确指出。

1 分:提示后指错。

中止 A:3 分以下,连续错 5 题。

中止 B:分项 16 或分项 17 中 6 和 5 分在 5 题以下。

(19) 分项 19:执行文字命令

方法:向患者出示文字指令卡,告诉患者:"请按文字命令移动物品。"等待时间为 20s。

文字指令:①把梳子和剪子拿起来。②把钢笔放在盘子旁边。③把镜子扣过来再把钥匙拿起来。

④用牙刷碰三下盘子。⑤把钥匙和钱放在手帕上。⑥把牙膏放在镜子上。⑦摸一下镜子然后拿起梳子。⑧把剪子和牙刷换个位置,再把镜子翻过来。⑨把钱放在牙膏面前。⑩把钢笔放在盘子里再拿出来放在牙膏和钱之间。

打分及中止:

6分:10s内移动物品正确。

5分:20s内移动物品正确。

4分:20s内移动,不完全反应。

3分:提示后移动物品正确。

2分:提示不完全反应。

1分:提示后移动错误。

中止A:4分以下,连续错5题。

中止B:分项17中6和5分在6题以下。分项18中6和5分在5题以下。

6. 项目六　抄写

(20) 分项20:名词

方法:向患者出示词卡,告诉患者:"请看好这些词并记住,然后写下来。"当患者开始抄写时把词卡拿走。等待时间为15s。1字词错(正确笔画不足50%)为不完全反应,2字词全错可提示。提示方法为口语告诉患者:"再看一遍。"并同时出示词卡。

检查词:①西瓜;②自行车;③楼房;④牙刷;⑤月亮。

打分及中止:

6分:3s内抄写正确(非利手可延长时间)。

5分:15s内抄写正确。

4分:15s内抄写不完全正确。

3分:提示后抄写正确。

2分:提示后不完全反应。

1分:提示后抄写错误。

中止A:4分以下,连续错2题。

中止B:全检。

(21) 分项21:动词

方法:向患者出示词卡,告诉患者:"请看好这些词并记住,然后写下来。"当患者开始抄写时把词卡拿走。等待时间为15s。1字词错(正确笔画不足50%)为不完全反应,2字词全错可提示。提示方法为口语告诉患者:"再看一遍。"并同时出示词卡。

检查词:①游泳;②飞;③睡;④写;⑤喝水。

打分及中止:

6分:3s内抄写正确(非利手可延长时间)。

5分:15s内抄写正确。

4分:15s内抄写不完全正确。

3分:提示后抄写正确。

2分:提示后不完全反应。

1 分:提示后抄写错误。

中止 A:4 分以下,连续错 2 题。

中止 B:全检。

(22)分项 22:句子

方法:向患者出示句子卡,告诉患者:"请看好这些句子并记住,然后写下来。"当患者开始抄写时把句子卡拿走。句子用斜线分开,斜线之间的词为一个单位,根据患者抄写出的单位数选择提示及确定评分。等待时间为 30s(非利手或患侧手可延长至 40s)。

检查语句:①男孩 / 洗 / 脸。②水 / 开 / 了。③孩子们 / 堆了 / 一个 / 大雪人。④男孩 / 在湖上 / 划船。⑤老人 / 拄着 / 拐杖 / 独自过 / 人行道。

打分及中止:

6 分:10s 内抄写正确。

5 分:30s 内抄写正确。

3 分:提示后抄写正确。

1 分:提示后抄写错误。

中止 A:3 分以下,连续错 5 题。

中止 B:分项 20 或分项 21 中 6 和 5 分在 3 题以下。

7. 项目七　描写

(23)分项 23:命名书写

方法:向患者出示图册,并给患者一张白纸,告诉患者:"这是什么？请用文字书写出来。"左右结构字形或上下结构字形提示偏旁或上半部分,其他字形提示字的初始 2～3 笔。如患者把钟表写成钟为正确反应。等待时间为 30s。

检查词:①电灯;②月亮;③楼房;④自行车;⑤钟表;⑥牙膏;⑦椅子;⑧鱼;⑨火;⑩西瓜。

打分及中止:

6 分:10s 内书写正确(非利手可延长时间)。

5 分:30s 内书写正确。

4 分:30s 内不完全反应。

3 分:提示后书写正确。

2 分:提示后不完全正反应。

1 分:提示后书写错误。

中止 A:4 分以下,连续错 2 题。

中止 B:全检。

(24)分项 24:动作描写

方法:向患者出示图册,并给患者一张白纸,告诉患者:"这是什么？请用文字书写出来。"左右结构字形或上下结构字形提示偏旁或上半部分,其他字形提示字的初始 2～3 笔。如患者把钟表写成钟为正确反应。等待时间为 30s。

检查词:①跳舞;②喝水;③睡;④飞;⑤坐;⑥写;⑦哭;⑧敲;⑨穿衣;⑩游泳。

打分及中止:

6 分:10s 内书写正确(非利手可延长时间)。

5分:30s内书写正确。

4分:30s内不完全反应。

3分:提示后书写正确。

2分:提示后不完全正反应。

1分:提示后书写错误。

中止A:4分以下,连续错2题。

中止B:全检。

(25)分项25:画面描写

方法:向患者出示失语症检查图册,让患者用一句话描述检查者指出的画。每幅图有关键词见实训表1-2,按照关键词给分。

实训表1-2　检查语句及关键词

语句	关键词
孩子们堆了一个大雪人	孩子们,堆,雪人
男孩付钱买药	男孩(孩子),买药
护士准备给男孩打针	护士,打针
小男孩的左臂被车门夹住了	小男孩,手(臂),被,夹住了
男孩在湖上划船	男孩(孩子),划船
一个男演员边弹边唱	一个人(演员)弹,琴(吉他)
水开了	水(壶)开了
男孩洗脸	男孩(孩子),洗脸
两个孩子在讨论书上的图画	两个孩子(男孩们),讨论(看,商量),图画,书
老人拄着拐杖独自过人行横道	老人过(人行横道)马路

打分及中止:

6分:15s内开始书写,关键词正确。

5分:30s内开始书写(非利手或患侧手可延长至40s),关键词正确。

4分:30s内开始书写(非利手或患侧手可延长至40s),不完全反应(主语或宾语之一不正确)。动词描写不正确,主宾或两个成分错时需提示。

3分:提示后书写正确。

2分:提示后书写不完全反应。

1分:提示后书写错误。

中止A:4分以下,连续错2题。

中止B:分项23或分项24中6和5分在5题以下。

(26)分项26:漫画描写

方法:向患者出示图册中的漫画,告诉患者:"请写出漫画的意思。"漫画中的基本含义包括撞、起包、锯、高兴。

打分及中止：

6分：基本含义包括（撞、起包、锯、高兴等），流利，无语法错误。

5分：基本含义包括，有少许语法错误，如形容词、副词等。

4分：3个图基本含义正确，有一些语法错误。

3分：2个图基本含义正确，有许多语法错误。

2分：1个图基本含义正确，只用词语表示。

1分：以上基本含义及相关词均无。

中止A：此题无限制时间，但1min未写出有意义的文字即中止。

中止B：分项23或分项24中6和5分在6题以下，分项25中6和5分在2题以下。

8. 项目八　听写

（27）分项27：名词

方法：把笔和记录纸交给患者，告诉患者："请将我说的话写出来。"反应时间为30s。

检查内容：①楼房；②钟表；③电灯；④月亮；⑤鱼。

打分及中止：

6分：10s内书写正确（非利手可延长时间）。

5分：30s内书写正确。

4分：30s内书写不完全反应。

3分：提示后书写正确。

2分：提示后不完全反应。

1分：提示后书写错误。

中止A：4分以下，连续错2题。

中止B：全检。

（28）分项28：动词

方法：把笔和记录纸交给患者，告诉患者："请将我说的话写出来。"反应时间为30s。

检查内容：①写；②游泳；③敲；④跳舞；⑤睡。

打分及中止：

6分：10s内书写正确（非利手可延长时间）。

5分：30s内书写正确。

4分：30s内书写不完全反应。

3分：提示后书写正确。

2分：提示后不完全反应。

1分：提示后书写错误。

中止A：4分以下，连续错2题。

中止B：全检。

（29）分项29：句子

方法：把笔和记录纸交给患者，告诉患者："请将我说的话写出来。"反应时间为30s。

检查内容：①水／开／了。②男孩／洗脸。③男孩／在湖上／划船。④一个／男演员／边弹／边唱。

⑤老人／拄着／拐杖／独自过／人行横道。

打分及中止：

6分：15s内书写正确（非利手或患侧手可延长时间至20s）。

5分：30s内书写正确（非利手或患侧手可延长时间至40s）。

4分：30s内书写不完全反应（非利手或患侧手可延长时间至40s）。

3分：提示后书写正确。

2分：提示后不完全反应。

1分：提示后书写错误。

中止A：4分以下，连续错2题。

中止B：全检。

（30）分项30：计算

方法：给患者计算题纸，让患者进行手写计算。每题1分。包括加减乘除运算。

检查内容：

1+2	4+7	27+5	35+27	135+267
4−1	16−7	32−9	87−38	306−186
2×4	3×5	16×3	52×32	57×26
4÷2	63÷7	102÷6	714÷17	1 332÷31

打分及中止：对1题给1分。

中止A：+，−，×，÷ 各项错2题中止该项。

【实训评价】

1. 评估中是否配合、注意力是否集中。

2. 是否沟通有效、操作正确。

3. 是否掌握了失语症评估的方法。

（朱红华　袁小敏　卢慧玲）

实训2　失语症的康复治疗

【实训目的】

1. 掌握许尔失语症刺激疗法的原理、程序设定及注意事项。

2. 掌握许尔失语症刺激疗法课题的选择。

3. 掌握失语症的对症治疗。

【实训准备】

1. 学生　衣着规范，熟悉失语症治疗的理论知识。

2. 工具　词语图片及字词卡各若干，动作图片卡、情景画片卡、文字卡若干，常用实物，各类报刊书籍等，录音设备、镜子、节拍器、交流板、纸笔、冰块、棉签和压舌板。

3. 环境　言语治疗实训室或康复治疗实训室，安静整洁安全，温度、湿度适宜，光线适中，避免视觉、听觉干扰，言语治疗台和用椅。

4. 患者　了解言语治疗。

【实训学时】 2学时。

（一）实训方法

首先由老师演示和讲解操作方法,然后学生2人一组,轮流进行角色扮演,相互操作,带教老师巡回观看分组指导。最后由老师总结并布置作业。

操作方法与步骤如下:

1. 核对解释　核对患者姓名,说明言语治疗的目的、要点、如何配合。

2. 了解患者的一般情况　如姓名、年龄、职业、诊断等。并在询问中了解患者的一般言语状况。

3. 进行失语症的治疗　许尔失语症刺激疗法、对症治疗的训练。

4. 整理总结。

（二）操作程序

1. 病史资料的收集　查阅病历或询问患者及其家人,熟悉患者利手、文化程度、母语、第二语言、失语症评估结果等。

2. 治疗时机及停止训练

（1）治疗时机:当患者原发病症不再进展,生命体征稳定48h以后,即可逐渐开始接受治疗。治疗介入的时机越早,训练效果越好。

（2）停止训练:如患者出现全身状态不佳,明显的意识障碍,重度痴呆,拒绝和无训练动机及要求者,或出现过度疲劳,注意力无法集中,可停止言语训练;另外,患者接受一段时间的系统语言训练,已达平台期时,亦可考虑停止。

3. 制订康复治疗目标

（1）长期目标的设定:根据患者失语症严重程度分级（BDAE分级）,评估预后及确定长期康复目标。

（2）短期目标的设定:将达到最终目标的过程分成若干阶段,逐次设定具体细致的目标,根据患者具体情况,选择各种语言形式的训练课题,设定可能达到的水平及预测所需时间。即由现有的语言功能提高一个阶段作为短期目标。

4. 训练课题的选择　根据患者不同失语症的类型、不同言语症状及严重程度,选择合适的训练课题及训练重点。轻度失语症以直接改善语言功能为目标,重度失语症以锻炼残余功能为目标。

5. 许尔失语症刺激疗法的实施

（1）许尔失语症刺激疗法的原理:①利用强的听觉刺激;②适当的言语刺激;③多途径的言语刺激;④反复利用感觉刺激;⑤刺激应引出反应;⑥正确反应要强化以及矫正刺激。

（2）治疗程序的设定

1）刺激条件:①刺激标准,结合患者的障碍程度选择合适的标准,实施时需遵循由易到难、循序渐进的原则。②刺激方式,听觉、触觉、视觉刺激等多种方式刺激,以听觉刺激为主,重症患者可采取多种刺激相结合的方式。③刺激强度,治疗师选择重复的次数、辅助刺激等。④材料选择,首先优先选择日常生活中常用的字词,尤其是每天都接触的,如吃饭、睡觉、我要等;其次要结合患者的兴趣、职业、习惯等,选择患者感兴趣的字词。

2）刺激提示:给患者一个刺激后,患者如无反应、部分反应或错误反应时,应予以提示。提示时应注意:①提示的前提,要根据刺激和课题的方式而定,如听理解、书写中出现错误,需规定在多长时间后患者错误反应才给予提示等。②提示的方式,重度患者提示的项目可较多,如语音提示、选词提示、描述提示、手势提示、文字提示等,而轻度患者常只需用单一方式,如词头音或描述。

（3）治疗课题评价:治疗师对患者每一课题进行评价。如患者无反应时,要按规定的方法进行提示。正确反应包括在规定的时间内给出正确答案、延迟反应、自我更正,以(+)表示。无反应和错误答案以(-)表示。当患者连续无反应或误答时,题目难度应下降一个等级。当连续 3 次正答率大于 80%以上时,可进行下一课题的治疗。

（4）反馈:治疗师给予患者正强化和负强化。

1）正强化:患者回答正确时,应马上肯定重复患者的答案,并及时给予表扬,或将答案改变为另外一种刺激方式进行解释。

2）负强化:当患者出现错误的答案和反应时,应马上进行否定并指出正确答案,但注意言语技巧,不应使得患者产生抵触情绪。也还可以对答案进行说明描述和改变刺激条件等。

6. 对症治疗训练的实施

（1）听理解训练

1）语音辨识:让患者从预先准备好的一段声音中(声音中有语音及自然音的混合),让患者分辨出语音。

2）听词指图:治疗师将几张图片放在患者前,让患者指出其听到词语的图片。

3）词语记忆广度扩展:将几张图片摆放在患者面前,治疗时每次说出两个或两个以上的词语,让患者按顺序指出所听到的内容。

4）句子的理解:将几幅情景画放在患者面前。治疗师用简单的句子描述情景画中的内容,让患者指出相符合的图片。

5）执行口头指令:从短句开始,如"请点头"。慢慢过渡到长句和复合句。

（2）口语表达训练

1）以自动语为线索进行训练:诗词、数数、唱熟悉的歌曲等。通过这种机械、自动语言引导出口语的表达。

2）使用反义词、关联词、惯用语。

[例] 反义词,如男 - 女、上 - 下;关联词,如饭和汤、盆和碗。

3）复述:根据患者障碍程度选择复述的内容。直接复述(字、词、词组、短句、复合句)、看图或实物复述、重复复述、延迟复述。

4）命名训练:用图片或实物让患者命名。如有困难,可给予词头音、选词等提示。

5）叙述训练:对于轻度口语表达障碍的患者,可以进行情景画、提问叙述等训练。如患者在过程中出现错误,不要中断患者给予纠正,应在叙述完成后给予纠正。如患者出现叙述困难而中断时,可给予提示,让其继续。

6）失语法的训练:在口语表达中,利用促进语法结构建立的技术(如刺激法),也可利用再教的方法,像初学汉语一样,先易后难,循序渐进。

7）日常生活能力交流训练:需根据患者的实际情况进行,用患者所熟悉的人和事物进行训练。

（3）阅读训练

1）视觉匹配作业:选择一些词卡,让患者选择字形相同的词。

2）词语的阅读理解:词卡与图匹配、听词语指出相应词卡、词汇分类、词义联系均可进行训练。

[例] 词义联系,将语义有联系的词语连线:

杯子	足球
铅笔	茶壶
篮球	橡皮
太阳	月亮

3）词语的朗读：出示每张词卡，反复读给患者听，然后鼓励患者一起朗读，最后让患者自己朗读。

词卡：苹果　吃饭　睡觉　回家

4）句子的理解：当患者可以阅读理解常见词汇后，可以通过执行文字指令、词语短语匹配作业、组句等进行训练。

[例] 执行文字指令：

请把书拿过来。

请闭上你的左眼。

组句：

今天　　真好　　　天气

去　　　一家人　　他们　　寒假　　旅游　　国外

5）句子的朗读：利用句子卡，按词语朗读的要领练习，由慢到快、由短到长增加难度。

6）篇章的理解：给患者准备短文，让患者默读，就其内容进行提问。

7）篇章的朗读：从报刊、小说等选择患者感兴趣的内容，同声朗读，然后鼓励患者自己朗读。每天均应坚持，反复练习。

（4）书写训练

1）抄写：适合重度书写障碍、非利手书写者、失用症、智力障碍等。抄写的内容从易到难，循序渐进。

[例] 姓名：张三＿＿＿＿＿＿

2）提示书写阶段：适合中度书写障碍者。要求患者按照要求进行书写。

[例] 姓名＿＿＿＿＿＿　职业＿＿＿＿＿＿

3）自发性书写：适合轻度书写障碍。可要求患者看到物品写出词语、写出完整的句子、记日记、写信等。

[例] 今天中午我＿＿＿＿＿＿＿＿＿＿＿＿＿＿＿＿＿＿＿＿＿＿＿＿＿＿

【实训评价】

1. 训练中患者是否配合、注意力是否集中。

2. 沟通是否有效，操作是否正确。

3. 是否掌握了失语症训练的方法。

（朱红华　袁小敏　卢慧玲）

实训 3　语言发育迟缓的评定

【实训目的】

1. 掌握语言发育迟缓的康复评定技术。

2. 熟悉评定有关器械的实际操作。

【实训准备】

1. 学生　衣着规范,洗手,了解患者病情、语言及心理行为状况、理解和配合能力。

2. 器械　构音、语言发育迟缓工具箱(障碍帽子、鞋、牙刷、小毛巾、玩具娃娃、电话－听筒、鼓槌－鼓、小茶壶－茶杯、剪刀、语言发育迟缓检查记录表)。

3. 环境　检查用房间,一张儿童用言语治疗台和用椅,整洁安全,光线适中。

4. 患者　了解评定目的、步骤及配合要点。

【实训学时】 2学时。

【实训方法与结果】

(一) 实训方法

首先由老师演示和讲解操作方法,然后学生2人一组,轮流进行角色扮演,相互操作,带教老师巡回观看分组指导。可请2名学生进行回示,其余学生进行观摩评议。S-S评价法之阶段2、阶段3的A项检查操作流程如下:

1. 阶段2-1　事物:帽子,鞋。

检查者拿出帽子放在检查桌上,说:"帽子戴哪儿?"

患者拿起帽子戴在头上。

检查者拿出鞋放在检查桌上,说:"鞋穿在哪儿?"

患者试图拿鞋穿在脚上。

2. 阶段2-2　事物:玩具娃娃,帽子,鞋。

检查者把娃娃放在桌上,把帽子放在患者面前,说:"给娃娃戴帽子。"

把鞋放在患者面前,说:"给娃娃穿鞋。"

3. 阶段2-3　事物:玩具娃娃,帽子,鞋。

检查者把娃娃放在桌上,将帽子、鞋放在患者面前。检查者拍拍娃娃的头,说:"帽子。"

患者试图将帽子戴在娃娃的头上。

检查者把娃娃的脚伸到前面并说:"鞋。"

患者试图把鞋穿在娃娃的脚上。

4. 阶段3-1　事物:帽子,鞋。

检查者将帽子、鞋摆在患者面前,说:"帽子。"同时拍拍自己的头。

患者拿起帽子或递给检查者帽子。

检查者拍拍自己的脚并说:"鞋。"

患者拿起鞋或者递给递给检查者鞋。

5. 阶段3-2　事物:帽子,鞋。

检查者将帽子、鞋摆在患者面前,说:"帽子。"

患者拿起帽子或递给检查者帽子。

检查者说:"鞋。"

患者拿起鞋或者递给递给检查者鞋。

6. 整理记录　询问检查者感受,告知注意事项,记录评定结果,整理床铺,洗手。

(二) 实训结果

1. 掌握语言发育迟缓的S-S评价法(A项检查)。

2. 掌握语言发育迟缓的类型。

【实训评价】

1. 整个评价过程患者是否配合、安全,有无不适。

2. 沟通是否有效,操作是否得当、轻稳节力。

3. 是否掌握了 S-S 评价法。

(温优良　王晓东)

实训 4　语言发育迟缓的康复治疗

【实训目的】

1. 掌握语言发育迟缓的康复治疗方法。

2. 掌握语言发育迟缓训练计划的制订

3. 熟悉康复治疗有关器械的使用方法。

【实训准备】

1. 学生　衣着规范,洗手,了解患者病情、语言及心理行为状况、理解和配合能力。

2. 器械　图片、镶嵌板、益智玩具(积木、小动物、串珠珠、图形玩具、彩色小球等)、小喇叭。

3. 环境　安静、宽敞、明亮的训练室,儿童专用训练桌、训练椅。

【实训学时】　2 学时。

【实训方法与结果】

（一）实训方法

首先由老师演示和讲解操作方法。然后学生 2 人一组,轮流进行角色扮演,相互操作,带教老师巡回观看分组指导。可请 2 名学生进行回示,其余同学进行观摩评议。最后由老师总结并布置作业。

1. 注意力的训练　主要进行听觉注意训练;使用彩色小球进行视觉追踪训练、触觉注意训练;注意的保持与记忆训练。

2. 交流态度和交流能力的训练　可采用玩具吸引儿童进行对视游戏训练;交换使用身体动作来表达自己的要求,进行交往能力的训练;利用互动游戏完成交流训练。

3. 言语符号与指示内容关系的训练　分 5 个不同阶段进行不同的相应训练,如感觉和动作结合玩具的训练、匹配和选择训练、情景模式手势符号训练、事物和物品之间手势符号训练、扩大词汇量的训练、语句训练、语句的逻辑关系能力的训练。

4. 文字训练　分别进行文字字形的辨别训练、文字符号与字意的结合训练、文字符号与声音符号的结合训练、文字符号与意义、声音的构造性对应结合的训练等。

5. 儿童语言环境的调整　建立良好的家庭人际关系,让儿童生活在和谐、温馨、健康的环境中。

6. 整理记录　询问检查者感受,告知注意事项,记录训练结果,整理床铺,洗手。

（二）实训结果

1. 学会语言发育迟缓的康复治疗方法。

2. 掌握语言发育迟缓训练有关器械的使用。

【实训评价】

1. 整个治疗过程患者是否配合、安全,有无不适。

2. 沟通是否有效,治疗操作是否得当、轻稳节力。

3. 是否重点掌握了言语符号与指示内容关系的训练方法。

(温优良　王晓东)

实训 5　构音障碍的评定

【实训目的】

1. 掌握构音障碍的康复评定技术。

2. 熟悉构音障碍评定有关器械的使用方法。

【实训准备】

1. 学生　衣着规范,消毒手,了解患者病情,清洁患者口腔,做每项检查前应向患者解释检查目的,取得患者理解和配合。

2. 房间及设施要求　房间安静,没有可能分散注意力的物品,光线充足,整洁安全,温度、湿度适宜。

3. 检查用具　词语检查用图卡 50 张、记录表、指套、压舌板、笔式手电筒、长棉棒、卫生纸、消毒纱布、吸管、录音机、鼻息镜、叩诊槌。上述检查物品应放在小手提箱内。

4. 准备好签字笔　按构音器官检查记录表和构音器官检查方法的要求记录。

【实训学时】 2 学时。

【实训方法与结果】

(一) 实训方法

首先由老师演示和讲解操作方法。然后学生 2 人一组,轮流进行角色扮演,相互操作,带教老师巡回观看分组指导。可请 2 名学生进行回示,其余同学进行观摩评议。最后由老师总结并布置作业。操作方法与步骤如下:

1. **核对解释**　核对患者姓名,说明构音障碍的评定目的、步骤及配合要点。

2. **会话**　可以通过询问患者的姓名、年龄、职业等,观察患者是否可以说,音量、音调变化是否清晰,有无气息音、粗糙声、鼻音化、震颤等。一般用时 5min 即可,需录音。

3. **词语检查**　此项由 50 个词语组成,根据词语的意思制成 50 张图片,将图片按记录表中词的顺序排好或在背面注上词语的号码,检查时可以节省时间。50 个词检查结束后,将查出的各种异常标记在下一页以音节形式出现的表上,音节下面的第一行数字表示处于前页第一音节的词语号码,第二行(在虚线之下)为处于第二音节的词语号码,依此类推。

踢足球	穿衣	背心	布鞋	草帽	人头	围巾	脸盆	热水瓶	牙刷
茶杯	火车	碗筷	小草	大蒜	衣柜	沙发	手电筒	自行车	照相机
天安门	耳朵	台灯	缝纫机	电冰箱	书架	太阳	月亮	钟表	母鸡
歌唱	女孩	熊猫	白菜	皮带	短裤	划船	下雨	摩托车	擦桌子
知了	绿色	黄瓜	牛奶	西红柿	菠萝	扫地	开车	圆圈	解放军

4. **音节复述检查**　此表是按照普通话发音方法设计,共 140 个音节,均为常用和比较常用的音节,

目的是在患者复述时,在观察发音点的同时注意患者的异常构音运动,发现患者的构音特点及规律。方法为检查者说一个音节,患者复述,标记方法同词语检查,同时把患者异常的构音运动记入构音操作栏,确定发声机制,以利于制订训练计划。

5. 文章水平检查　通过限定连续的言语活动,观察患者的音调、音量、韵律、呼吸运用。选用的文章通常是一首儿歌,有阅读能力的患者自己朗读,不能读的由复述引出,记录方法同前。

6. 构音类似运动检查　依照普通话的特点,选用有代表性的 15 个音的构音类似运动,如"f/f""p/b""p′/p""m/m""s/s""t/d""t′/t""l/l""k/g""k′/k""x/h"等。

7. 结果分析　将前面词语、音节、文章、构音运动检查发现的异常分别记录,加以分析,确定类型。共 9 个栏目,下面分别说明:

(1) 错音:发什么音时出现错误。

(2) 错音条件:在什么条件下发成错音。

(3) 错误方式:所发成的错音方式异常。

(4) 一贯性:包括发声方法和错误。

(5) 发声方法:发音错误为一贯性的以"+"表示;非一贯性(有时正确)的以"−"表示。

(6) 错法:错误方式与错音是一致的,以"+"表示;各种各样以"−"表示。

(7) 被刺激性:以音节或音素形式进行提示,能纠正构音错误的为有刺激性,以"+"表示;否则为无被刺激性,以"−"表示。

(8) 构音类似运动:可以完成以"+"表示,不能完成以"−"表示。

(9) 错误类型:根据目前所了解的构音异常,共总结出 26 种类型,集中在方框内,经前面检查分析,依异常特点从中选一项或几项相符类型填入结果分析表的错误类型栏内。

(二) 实训结果

1. 归纳分析患者的构音障碍评估结果。

2. 根据构音障碍评估结果制订训练计划。

【实训评价】

1. 构音障碍评估过程中,患者是否配合。

2. 沟通是否有效,操作是否得当。

3. 是否掌握了构音障碍评估的技巧和操作方法。

(张国栋　颜海霞)

实训 6　构音障碍的康复治疗

【实训目的】

1. 掌握构音障碍的康复治疗技术。

2. 熟悉构音障碍康复治疗常用器械的使用方法。

【实训准备】

1. 房间及设施　房间安静,没有可能分散注意力的物品,光线充足,整洁安全,温度、湿度适宜。

2. 调整坐姿　尽可能取坐位。

3. 学生　衣着规范,洗手,了解病情。

4. 训练工具　吸舌器、压舌板、吸管、杯子、振动棒、冰棉棒、哨子、蜡烛、纸巾等。

5. 解释　向患者说明训练的目的、方法和注意事项，充分取得患者的配合。

【实训学时】　2学时。

【实训方法与结果】

（一）实训方法

首先由老师演示和讲解操作方法。然后学生2人一组，轮流进行角色扮演，相互操作，带教老师巡回观看分组指导。可请2名学生进行回示，其余同学进行观摩评议。最后由老师总结并布置作业。操作方法与步骤如下：

1. 核对解释　核对患者姓名，说明构音障碍治疗的目的、步骤及要点。

2. 放松训练　放松部位主要有足、腿、臀部的放松，腹胸和背部的放松，手和上肢的放松，肩、颈和头部的放松。这些活动不必严格遵循固定顺序，可根据患者的情况，在某一部位进行更多的放松活动。

3. 呼吸训练

（1）调整坐姿。

（2）训练方法。

4. 构音运动训练

（1）下颌运动训练。

（2）舌、唇运动训练。

5. 下颌和双唇联合运动　先训练咀嚼运动，待巩固后，在咀嚼的同时发声，然后在咀嚼时说词语。

6. 软腭抬高运动训练

7. 发音训练

（1）发音启动。

（2）持续发音。

（3）音量控制。

（4）鼻音控制训练。

8. 正音训练及补偿

9. 言语节奏训练

10. 口腔知觉训练

11. 替代言语交流方法的训练

（二）实训结果

1. 掌握构音障碍治疗的措施。

2. 掌握构音训练的方法与技巧。

【实训评价】

1. 构音障碍训练的过程患者是否配合、有无不适。

2. 沟通是否有效，操作是否得当。

3. 是否掌握了构音障碍训练的操作流程及训练技巧。

（张国栋　颜海霞）

实训 7 口吃的评定

【实训目的】

1. 掌握口吃的康复评定技术。

2. 能针对不同年龄口吃患者进行评定。

【实训准备】

1. 物品 口吃检查、评价与结果记录表，名词、动词图片，情境图卡、儿童玩具等。

2. 环境 房间安静整洁，光线、通风良好，温度适宜。

【实训学时】 2 学时。

【实训方法与结果】

（一）实训方法

1. 核对患者姓名，说明口吃评定的目的及评定相关内容，取得患者及其家属的配合。

2. 针对学龄前儿童 ①询问口吃儿童的父母；②评定者和儿童直接进行谈话，或者观察口吃儿童和其父母的谈话；③根据口吃儿童的年龄选 10～20 张动词和名词的图片，让孩子给予命名或动作描述；④选用一些简单和复杂的情景画图片，通过一定的时间观察后让孩子用语言描述图片内容，必要时可用一两句提示语以引导孩子来完成；⑤可复述一篇小短文。

3. 针对学生期与成人期患者 ①谈话；②通过提问以了解口吃者在回答问题时说话状态及口吃的状态；③对词语字卡的朗读及句子卡片的朗读；④通过对名词、动词的命名和情景画图片的描述来了解口吃者对不同层级语句中口吃的表现和数量；⑤情境描述；⑥复述及一起复述；⑦主要在进行以上评定时，观察患者对特定的语音是否有口吃预感及其表现形式。

4. 口吃检查、评价与结果记录表（实训表 7-1）。

实训表 7-1 口吃检查、评价与结果记录表

检查日期：　　　　年　　　月　　　日

检查时间：

检查者姓名：

1. 基本情况：

　姓名：　　　　　　　　　　　性别：

　出生年月日：　　　　　　　　年龄：

　职业或学校：

　幼儿园或托儿所：

　住址：

　家庭成员：

　近亲中是否有类似疾患：

2. 主诉：

3. 口吃以外的障碍：

（1）   发病年龄：

（2）   发病年龄：

（3）   发病年龄：

（4）   发病年龄：

4. 生长史、口吃史、现病史：

（1）生长史（包括发育方面、环境方面、既往史）：

（2）口吃史的总结：

（3）现在口吃状态以及对口吃的态度：

（4）其他专科检查结果：

（5）检查及观察小结：

1）交流态度：

2）语言行为：

3）非语言行为（游戏、非语言行为中智力发育情况，日常生活行为等）：

4）运动发育（身体发育、粗大运动、精细运动发育等）：

5）发音器官的形态及功能（发声、持续呼吸、舌运动等）：

6）口吃症状的评价及小结：

7）口吃特征：

    a. 言语症状：

    b. 伴随症状：

    c. 努力性：

    d. 情绪反应：

8）引起口吃的场面：

9）是否有可变性：

    a. 一贯性：

    b. 适应性：

10）预感口吃发生的自我判断：

11）促进口吃的原因：

    a. 本人方面的条件：

    b. 环境方面的条件：

（二）实训结果

1. 患者具有口吃的症状表现。

2. 为患者制订相应的口吃康复治疗计划。

【实训评价】

1. 学生在进行口吃评定过程中操作是否恰当、准确。

2. 学生与患者及患者家属的沟通是否得当，取得理解。

3. 学生是否能够根据评定结果制订相应的口吃治疗方案。

（李婉莹）

实训 8　口吃的康复治疗

【实训目的】

1. 掌握口吃的康复治疗技术。

2. 能为不同年龄阶段口吃患者正确实施康复治疗。

【实训准备】

1. 物品　节拍器、录音机、儿童歌曲、鼓或电子琴、图片、图卡、玩具等。

2. 环境　可在言语治疗室内进行，也可在生活场景中进行。

【实训学时】　1 学时。

【实训方法与结果】

（一）实训方法

1. 学龄前儿童的口吃治疗

（1）呼吸训练：做不需要说话的活动，如父母、小孩、医生背对背坐着，放松（不是"睡眠休息"），看着天花板，既轻松地吸气、呼气，不改变正常的呼吸模式。放松后，再以极小呼气量轻柔地呼出气体。同样有效的技巧是儿童和父母做一种慢慢移动海龟的游戏。在牛皮纸上画一条路，一座小山，海龟轻轻地从山上滑下来，徐徐地移动。

（2）速度、节律训练：缓慢说出 15～25 个词语的游戏。若儿童喜欢唱歌，可以用一些词或音节唱歌，唱歌时可以用拍手或用木勺敲击塑料碗以获得节律效应，节拍手段应多样化。也可以利用敲鼓来训练节律。

（3）控制音量：为了减轻口吃，可让儿童轻柔地说话，虽然这样可能会导致轻微多次阻塞或重复现象，但是没有气流中止的阻塞现象，这样口吃就有所改善。

（4）语音训练：一般情况下，元音、浊辅音、清辅音会对口吃儿童说话时口吃产生影响，词的起始音与终止音对喉功能也能造成影响。因此许多口吃儿童当遇到起始音为元音或双元音时，口吃更加严重，有时发起始词困难，出现停顿现象。

（5）放松训练：治疗师可一边轻轻按摩其腹部，一边说"保持你的肚子软软的"，即可达到放松的目的。

（6）反馈：治疗师和父母在治疗过程中尽量多用称赞性的话语，让儿童感到不必费力说话，我们也能参与他的谈话。

2. 学生期与成人期口吃的治疗

（1）语速与韵律训练：对于语速非常快的口吃者可以用节拍器控制语速，一般从每分钟 40 节拍开始训练，逐渐提高速度。

（2）齐读训练：治疗师与患者同时进行同一内容的朗读。

（3）听觉反馈仪器的训练：运用录音装置用过耳塞重现说话声音或变频声音反馈给口吃者，会使患者的言语流利性得到提高。但是这种方法只对部分口吃者有效，而且应在医生的指导下应用。

（4）其他治疗方法：如呼吸训练、心理训练等。

（二）实训结果

1. 通过对患者进行一段时间口吃的治疗，患者的口吃程度有所减轻。

2. 减轻或消除了患者的情绪反应，建立了放松的交流态度。

3. 使患者学会了有效的交流技巧。

【实训评价】

1. 是否在治疗时按照评定的结果，为患者制订相应的治疗方案。

2. 在口吃的治疗过程中，操作方法是否得当。

3. 是否给患者及患者家属布置家庭作业。

（李婉莹）

实训 9 吞咽障碍的评定

【实训目的】

1. 掌握吞咽障碍的康复评定技术。

2. 能根据吞咽障碍的评定结果正确分析病情。

【实训准备】

1. 物品 饮用水、杯子、匙羹、量杯、压舌板、各种性状的食物、20% 或 76% 的泛影葡胺溶液或钡剂。

2. 器械 一台带有录像功能的 X 线机。

3. 环境 一套桌椅，安静的治疗室。

【实验 / 实训学时】 2 学时。

【实训方法与结果】

（一）实训方法

1. 饮水试验

（1）取量杯量 30ml 饮用水待用。

（2）让患者一口喝下，然后观察和记录饮水时间、有无呛咳、饮水情况等。

2. 电视荧光放射造影吞咽功能检查（VFSS）

（1）检查前：①清洁口腔、排痰、适当的口腔内按摩、颈部旋转运动、发声、空吞咽等吞咽准备运动；特殊情况外，最好把鼻饲管拔去进行检查。因为鼻饲管会影响食物运送速度，影响观察。②调制造影食物备用。③将患者置于 X 线设备上，摆放适当体位。标准的操作是患者在直立位上进行，不能站立的患者，需要固定带固定。

（2）检查时：①进食显影食物，每口的食物量一般由 1ml 起，逐渐加量，原则上先液体，后糊状和固体，从一匙开始，如无问题逐渐加量。②观察并录像，一般选择正位和侧位观察，其中左前或右前 30° 直立侧位，颈部较短者此位可更清晰地观察造影剂通过环咽肌时的开放情况。观察不同性状食物是否产生异常症状,发现障碍后,用哪种补偿方法有效。补偿方法包括调节体位、改变食物性状、清除残留物等。

(3)主要观察的信息

1)正位像:主要观察会厌谷和单侧或双侧梨状窝是否有残留,以及辨别咽壁和声带功能是否不对称。

2)侧位像:主要确定吞咽各期的器官结构与生理异常的变化。包括咀嚼食物、舌头搅拌和运送食物的情况、食物通过口腔的时间、舌骨和甲状软骨上抬的幅度、腭咽和喉部关闭情况、时序性、协调性、肌肉收缩力、会厌放置、环咽肌开放情况、食物通过咽腔的时间和食管蠕动运送食团的情况等。还要观察是否存在食物滞留、残留、反流、溢出、渗漏、误吸等异常情况。

(二)实训结果

1. 饮水试验　记录饮水时间、有无呛咳、饮水情况,然后根据其情况判断饮水试验分级。

2. 电视荧光放射造影吞咽功能检查(VFSS)　主要观察的信息如下。

(1)正位像:主要观察会厌谷和单侧或双侧梨状窝是否有残留,以及辨别咽壁和声带功能是否不对称。

(2)侧位像:主要确定吞咽各期的器官结构与生理异常的变化。包括咀嚼食物、舌头搅拌和运送食物的情况、食物通过口腔的时间、舌骨和甲状软骨上抬的幅度、腭咽和喉部关闭情况、时序性、协调性、肌肉收缩力、会厌放置、环咽肌开放情况、食物通过咽腔的时间和食管蠕动运送食团的情况等。还要观察是否存在食物滞留、残留、反流、溢出、渗漏、误吸等异常情况。

【实训评价】

1. 饮水试验是一项非常简单实用的判断患者吞咽情况最常用的方法,在临床中被广泛使用,所以要求每个学生应知应会。

2. 电视荧光放射造影吞咽功能检查(VFSS)对于实验器材要求比较高,但基于它被认为是吞咽障碍检查的"理想方法"和诊断的"金标准",所以要求学生了解其具体的操作过程,掌握如何根据造影检查的结果判定患者的吞咽情况。

(梁　萍　卢慧玲)

实训 10　吞咽障碍的康复治疗

【实训目的】

1. 掌握吞咽障碍常用的康复治疗方法。

2. 能为吞咽障碍的患者制订正确的治疗方案。

【实训准备】

1. 学生　衣着规范,熟悉吞咽障碍治疗的理论知识。

2. 工具　沙袋(1kg、2kg 等)、压舌板、棉签、冰块(冰棉签)、吸舌器、Vital Stim 电刺激治疗仪。

【实训学时】　2 学时。

【实训方法与结果】

(一)吞咽器官运动训练

1. 呼吸训练

(1)缩口呼吸。

（2）腹式呼吸。

（3）强化声门闭锁。

2. 口颜面肌群的运动训练

（1）下颌的运动训练

1）下颌开合。

2）下颌向左／右移动。

3）张开口说"呀"

4）下颌肌痉挛的训练。

（2）唇的运动训练

1）闭唇。

2）发"衣"声，随即发"乌"声，然后放松。

3）重复说"爸"或"妈"音。

4）抗阻练习。

5）吹气练习。

6）唇肌张力低下时的训练。

（3）舌的运动训练

1）伸／缩舌。

2）向左／向右伸舌。

3）舌面／舌根抬高。

4）环绕动作。

5）抗阻训练。

3. 腭咽闭合的训练

（1）让患者口含着一根吸管（另一端封闭）做吸吮动作，感觉腭弓有上提运动为佳。

（2）两手在胸前交叉用力推压，同时发"kɑ"或"ɑ"音。或按住墙壁或桌子同时发声，感觉腭弓有上提运动。

（3）寒冷刺激。

（二）感觉促进综合训练

1. 压觉刺激

2. 味觉刺激

3. 冰刺激

（三）摄食直接训练

1. 体位的选择　最好定时、定量，能坐着不要躺着，能在餐桌上不在床边；不能采用坐位的患者至少取躯干 30° 仰卧位，头部前屈，喂食者位于健侧。

2. 头颈部旋转　适用于单侧咽部麻痹患者。

3. 侧方吞咽　适用于一侧舌肌和咽肌麻痹患者。

4. 低头吞咽　适用于咽期吞咽启动迟缓患者。

5. 从仰头到点头吞咽　适用于舌根部后推运动不足患者。

6. 头部后仰　适用于食团口内运送慢者。

7. 空吞咽与交互吞咽　适用于咽收缩无力患者。

（四）电刺激治疗

1. 适应证　各种原因所致的神经性吞咽障碍患者是该治疗的首选,其次为头颈部肿瘤。

2. 治疗参数　Vital Stim治疗参数已设定:双向方波,波宽700ms,输出强度0～15mA,频率30～80Hz可调,治疗师根据患者的感觉调节输出强度;根据患者功能障碍的部位有四种电极放置方式;每次治疗时间30～60min,每天1次,每周5次。

【实训评价】

1. 呼吸训练、口颜面肌群的运动训练、腭咽闭合训练、感觉刺激、摄食直接训练、电刺激是临床中常用的治疗方法。

2. 反复的操作可以提高操作的熟练度。

（梁　萍　卢慧玲）

教学大纲(参考)

一、课程性质

言语疗法是中等卫生职业教育康复技术专业一门重要的专业必修课程,主要内容包括言语治疗的基本理论、临床常见言语障碍的康复评估与治疗。通过本课程的学习,使学生树立整体康复的观念,把言语康复的基本思想贯穿于常规康复治疗工作中;贯彻以康复对象为中心的整体康复理念,逐步培养科学严谨的工作作风和态度;掌握言语康复的基本理论知识和操作技能,实现康复对象言语障碍的最大康复和重返家庭、社会的目标。

二、课程目标

通过本课程的学习,学生能够达到下列要求:

(一)职业素养目标

1. 具有敬佑生命、救死扶伤、甘于奉献、大爱无疆的职业精神和良好的职业道德。

2. 具有职业法律观念、医护伦理道德和医疗安全意识。

3. 具有较好的沟通交流和合作能力。

4. 尊重康复对象的信仰,理解其人文背景及文化价值观。

5. 具有从事康复治疗工作的健康体质、健全人格,良好的心理素质和社会适应能力。

(二)专业知识和技能目标

1. 掌握言语障碍和言语治疗的概念,言语治疗的原则、途径和注意事项。

2. 熟悉言语发育、产生、交流的基本理论。

3. 了解各种言语障碍的病因、临床表现。

4. 熟练掌握各种言语障碍的康复治疗方法和技术。

5. 学会各类言语障碍的康复评估方法和技术。

三、教学时间分配

教学内容	课时分配		
	理论	实践	合计
一、总论	2	0	2
二、失语症	2	4	6
三、语言发育迟缓	2	2	4
四、构音障碍	2	4	6
五、发声障碍	2	0	0
六、共鸣障碍	2	0	2
七、口吃	2	2	4
八、听力障碍	2	0	2
九、吞咽障碍	2	4	6
十、辅助沟通系统	2	0	2
合计	20	16	36

单元	教学内容	教学要求	教学活动参考	参考学时	
				理论	实践
一、总论	（一）基本概念				
	1. 言语与语言	了解			
	2. 言语障碍	掌握			
	3. 言语治疗	掌握			
	（二）言语基础				
	1. 言语发育过程	熟悉			
	2. 言语产生机制	熟悉	理论讲授多媒体演示	2	0
	3. 言语功能的中枢神经定位	熟悉			
	4. 言语交流过程的神经机制	熟悉			
	（三）言语障碍的康复治疗				
	1. 言语治疗的原则	掌握			
	2. 言语治疗的途径	掌握			
	3. 言语治疗的要求	掌握			
	4. 言语治疗的注意事项	掌握			
二、失语症	（一）概述				
	1. 失语症概念	掌握			
	2. 失语症的常见原因	了解			
	3. 失语症常见症状	掌握			
	4. 失语症的分类	掌握			
	5. 失语症的鉴别诊断	掌握			
	6. 与失语症有关的言语障碍	掌握	理论讲授多媒体演示案例分析角色扮演情景教学	2	
	（二）失语症的评定				
	1. 失语症评定的目的	掌握			
	2. 失语症评定程序	掌握			
	3. 失语症常用评定量表	掌握			
	（三）失语症的康复治疗				
	1. 失语症治疗的适应证及原则	掌握			
	2. 失语症的治疗机制及过程	熟悉			
	3. 失语症治疗的预后	掌握			
	4. 失语症的治疗方法	掌握			
	实训 1　失语症的评定	熟练掌握	技能实践		2
	实训 2　失语症的康复治疗	熟练掌握			2

单元	教学内容	教学要求	教学活动参考	参考学时	
				理论	实践
三、语言发育迟缓	（一）概述				
	1. 语言发育迟缓的概念	了解			
	2. 语言发育迟缓的常见病因	了解			
	3. 语言发育迟缓的临床表现	了解			
	（二）语言发育迟缓的评定				
	1. 语言发育迟缓的评定目的	熟悉	理论讲授		
	2. 语言发育迟缓评定程序	熟悉	多媒体演示	2	
	3. 语言发育迟缓评定方法	掌握	案例分析		
	4. 语言发育迟缓的评定结果分析	熟悉			
	（三）语言发育迟缓的康复治疗				
	1. 语言发育迟缓的治疗原则	熟悉			
	2. 语言发育迟缓的治疗方法	掌握			
	3. 语言发育迟缓治疗的注意事项	熟悉			
	实训3 语言发育迟缓的评定	熟练掌握	技能实践		1
	实训4 语言发育迟缓的康复治疗	熟练掌握			1
四、构音障碍	（一）概述				
	1. 构音障碍的概念	掌握			
	2. 构音障碍的常见病因	了解			
	3. 构音障碍分类及言语症状	熟悉			
	（二）构音障碍的评定		理论讲授		
	1. 构音器官检查	熟悉	多媒体演示	2	
	2. 构音评估	熟悉	案例分析		
	3. 构音障碍评定程序	了解			
	（三）构音障碍的康复治疗				
	1. 构音障碍的治疗原则	掌握			
	2. 构音障碍的治疗方法	掌握			
	实训5 构音障碍的评定	熟练掌握	技能实践		2
	实训6 构音障碍的康复治疗	熟练掌握			2
五、发声障碍	（一）概述				
	1. 发声障碍的概念	掌握			
	2. 发声障碍的分类	熟悉		2	
	3. 言语治疗师在发声障碍治疗中的角色	熟悉			

单元	教学内容	教学要求	教学活动参考	参考学时	
				理论	实践
五、发声障碍	（二）发声障碍的评定				
	1. 病史采集	熟悉			
	2. 自我发声评估	熟悉			
	3. 发声主观听感知分析	熟悉			
	4. 发声的客观参数测试	熟悉		2	
	（三）发声障碍的康复治疗				
	1. 发声障碍的治疗原则	掌握			
	2. 发声障碍的治疗方法	掌握			
	3. 发声障碍的预防与保健	了解			
六、共鸣障碍	（一）概述				
	1. 共鸣障碍的概念	掌握			
	2. 共鸣障碍的常见原因	了解			
	3. 共鸣障碍的临床表现	熟悉			
	（二）共鸣障碍的评定				
	1. 口腔共鸣障碍的评定	掌握		2	
	2. 鼻腔共鸣障碍的评定	掌握			
	（三）共鸣障碍的康复治疗				
	1. 共鸣障碍的治疗原则	掌握			
	2. 共鸣障碍的治疗方法	掌握			
七、口吃	（一）概述				
	1. 口吃的概念	掌握			
	2. 口吃的病因	了解			
	3. 口吃的症状分类	熟悉			
	4. 口吃的症状表现	熟悉			
	5. 口吃的发展	熟悉			
	（二）口吃的评定				
	1. 学龄前儿童口吃的评定	熟悉		2	
	2. 学生期与成人期口吃的评定	熟悉			
	3. 口吃检查、评定记录表	熟悉			
	4. 口吃的程度分级	熟悉			
	（三）口吃的康复治疗				
	1. 学龄前儿童口吃的治疗	掌握			
	2. 学生期与成人期口吃的治疗	掌握			
	3. 口吃治愈的标准	了解			

单元	教学内容	教学要求	教学活动参考	参考学时	
				理论	实践
七、口吃	4. 口吃的预防	了解			
	实训7　口吃的评定	熟练掌握	技能实践		1
	实训8　口吃的康复治疗	熟练掌握			1
八、听力障碍	（一）概述				
	1. 听力障碍的概念	掌握			
	2. 听力障碍的分类与病因	熟悉			
	（二）听力障碍的评定				
	1. 行为测听法	熟悉			
	2. 纯音听阈检查法	熟悉			
	3. 听性脑干反应	熟悉			
	4. 辅助检查	熟悉			
	5. 鉴别诊断	熟悉			
	（三）听力障碍的康复治疗			2	
	1. 听觉训练	掌握			
	2. 构音训练	掌握			
	3. 言语－语言训练	掌握			
	4. 其他治疗	掌握			
	（四）助听器的类别与选配				
	1. 助听器的分类	了解			
	2. 助听器验配的适应证	了解			
	3. 助听器验配的程序	了解			
	4. 助听器选配的注意事项	了解			
九、吞咽障碍	（一）概述				
	1. 吞咽相关的正常解剖	熟悉			
	2. 正常的吞咽过程分期与特点	熟悉			
	3. 吞咽过程的神经支配	熟悉			
	4. 吞咽障碍的分类	熟悉			
	5. 吞咽障碍的临床表现	熟悉		2	
	6. 引起吞咽障碍的常见疾病	熟悉			
	（二）吞咽障碍的评定				
	1. 吞咽障碍的临床评估	掌握			
	2. 实验室评估	熟悉			

单元	教学内容	教学要求	教学活动参考	参考学时 理论	参考学时 实践
九、吞咽障碍	（三）吞咽障碍的康复治疗				
	1. 吞咽障碍治疗计划的制订	熟悉			
	2. 吞咽障碍治疗的具体方法	掌握			
	实训9　吞咽障碍的评定	熟练掌握	技能实践		2
	实训10　吞咽障碍的康复治疗	熟练掌握			2
十、辅助沟通系统	（一）概述				
	1. 辅助沟通系统基本构成	掌握			
	2. 辅助沟通系统的应用	熟悉			
	3. 辅助沟通系统的适应证	熟悉			
	（二）低科技辅助沟通系统应用				
	1. 评估	熟悉			
	2. 低科技辅助沟通系统的选用	掌握			
	3. 沟通符号的选择	掌握		2	
	4. 沟通词汇的选择	掌握			
	5. 低科技辅助沟通系统的其他选择	掌握			
	6. 低科技辅助沟通系统的使用	掌握			
	（三）高科技辅助沟通系统应用				
	1. 首页界面	熟悉			
	2. 次页界面	熟悉			
	3. 词汇训练、语句训练与使用	掌握			

五、说明

（一）教学安排

本教学大纲主要供中等卫生职业教育康复技术专业教学使用，第3学期或第4学期开设，总学时为36学时，其中理论教学20学时，实践教学16学时。学分为2学分。

（二）教学要求

1. 本课程对知识部分教学目标分为掌握、熟悉、了解三个层次。掌握是指对基本知识、基本理论有较深刻的认识，并能综合、灵活地运用所学的知识解决实际问题。熟悉是指能够领会概念、原理的基本含义，解释现象。了解是指对基本知识、基本理论能有一定的认识，能够记忆所学的知识要点。

2. 本课程重点突出以岗位胜任力为导向的教学理念，在技能目标分为熟练掌握和学会两个层次。熟练掌握是指能独立、规范地解决实践技能问题，完成实践技能操作。学会是指在教师的指导下能初步实施技能操作。

（三）教学建议

1. 本课程依据言语治疗岗位的工作任务、职业能力要求，强化理论实践一体化，突出"做中学、学中做"的职业教育特色,根据培养目标、教学内容和学生的学习特点以及考试要求,提倡项目教学、案例教学、任务教学、角色扮演、情景教学等方法,利用校内外实训基地,将学生的自主学习、合作学习和教师引导教学等教学组织形式有机结合。

2. 教学过程中,可以通过测验、观察记录、技能考核和理论考试等多种形式对学生的职业素养、专业知识和技能进行综合考评。应体现评价主体的多元化、评价过程的多元化、评价方式的多元化。评价内容不仅关注学生对知识的理解和技能的掌握,更要关注知识在临床实践中运用与解决实际问题的能力水平,重视职业素养的形成。

参 考 文 献

[1] 田莉. 言语治疗技术 [M]. 北京：人民卫生出版社, 2010.

[2] 李胜利. 言语治疗学 [M]. 2 版. 北京：华夏出版社, 2014.

[3] 王左生, 王丽梅. 言语治疗技术 [M]. 2 版. 北京：人民卫生出版社, 2014.

[4] 李福胜, 张婷, 曾西. 言语治疗技术 [M]. 武汉：华中科技大学出版社, 2012.

[5] 牟志伟. 言语治疗学 [M]. 上海：复旦大学出版社, 2009.

[6] 陈小娟, 张婷, 丁勇. 特殊儿童语言与言语治疗 [M]. 南京：南京师范大学出版社, 2015.

[7] 江中立. 人体发育学 [M]. 2 版. 北京：华夏出版社, 2011.

[8] 黄永望. 实用临床嗓音医学 [M]. 天津：天津科技翻译出版公司, 2012.

[9] 李胜利. 语言治疗学 [M]. 2 版. 北京：人民卫生出版社, 2013.

[10] 于萍, 王荣光. 嗓音疾病与嗓音外科学 [M]. 北京：人民军医出版社, 2009.

[11] 万萍. 言语治疗学 [M]. 北京：人民卫生出版社, 2012.

[12] 朱红华, 王晓东. 言语疗法 [M]. 北京：人民卫生出版社, 2016.

[13] 黄永望, 傅德慧, 潘静. 实用临床嗓音疾病矫治学 [M]. 天津：天津科技翻译出版有限公司, 2018.